Ueber Iritis.

Sechs Bücher.

Eine von der Gesellschaft für practische Medicin zu Paris gekrönte Abhandlung

von

F. A. von Ammon.

Deutsche nach dem lateinischen Originale überarbeitete Ausgabe.

Berlin,

bei G. Reimer.

1843.

Abdruck aus von Walther's und von Ammon's Zeitschrift für Chirurgie und Augenheilkunde B. XXXI. Heft 4. oder Neuen Folge B. I. Heft 4.

Vorwort und Einleitung.

Vorliegende Abhandlung über die Entzündung der Regenbogenhaut ist von der Gesellschaft für praktische Medicin (*Société medico-pratique*) zu Paris am 27. September 1836 in öffentlicher Sitzung im zweiten Concurse mit dem ersten und ungetheilten Preise gekrönt worden. Die genannte Gesellschaft hatte für das Jahr 1835 die Aufgabe gestellt, die Iritis zu beschreiben, ihre verschiedenen Arten festzustellen und ihre Behandlung anzugeben. (*D'écrire l'Iritis, établir ses diverses espèces, faire connaître son traitement*, in: *Bulletin des travaux de la société medico-pratique de Paris. Séance générale de* 1836 *tenue a l'Hôtel de Ville. Paris*, 1837 *in* 8. *p.* 107.) Die Abhandlungen, lateinisch oder französisch geschrieben, sollten vor dem ersten Mai 1835 dem Sekretair der Gesellschaft, Dr. A. Cazenave, übergeben werden. Zur rechten Zeit wurde vorliegende Concursschrift abgeschickt; sie hatte folgenden Titel: *De*

Iritidos natura, causis et medela. Commentatio pathologico-therapeutica, illustris quae Lutetiae Parisiorum floret societatis medico-practicae judicio submissa. d. I. Mens. Maji Anni MDCCCXXXV. Accedunt in tabulis XXII. Fig. LXVII. pictae naturalem et inflammatum iridis humanae statum illustrantes. Ihr Motto war der berühmte Ausspruch Boerhave's: „*Oculus ad vitam nihil facit, sed ad beatam vitam nulla pars facit magis.*" Die Schrift traf leider bei der Entfernung des Wohnorts des Verfassers von Paris einige Tage nach dem Schlusstermin des ausgeschriebenen Concurses für 1835 ein, und blieb von diesem ausgeschlossen. Da die Gesellschaft auf die von ihr zur Untersuchung gegebene Frage ein grosses Gewicht legte (Bulletin p. 24.), so ward beschlossen, dieselbe Preisaufgabe für das Jahr 1836 zu erneuern (Bulletin p. 92); in Folge dieses Beschlusses ward die vorliegende Arbeit für den Concurs des Jahres 1836 bestimmt und ihr in diesem einstimmig der ganze Preis zuerkannt, indem die Jury über sie folgendes allgemeine Urtheil fällte (Bulletin p. 103.): „Diese Arbeit hat die sichern Kennzeichen einer angestrengten Arbeit mehrerer Jahre; sie ist nicht nur in einem reinen, sondern auch in einem gedrängten und inhaltreichen Style geschrieben; aber was mehr ist als dieses, sie trägt überall den Stempel der Erfahrung und lässt auf jeder Seite den Praktiker durchblicken. Die Anatomie, Physiologie und allgemeine Pathologie sind so gründlich und erschöpfend behandelt, dass sie vortrefflich auf das Studium der einzelnen Arten der Iritis vorbereiten. Die Natur dieser Krankheit wird offenbar dadurch aufgeklärt, dass der Verfasser die anatomisch und praktisch gleich richtige Eintheilung in traumatische und innere, mit den Unterabtheilungen in seröse und parenchymatöse gemacht hat. Vielleicht dürfte die Zahl der aufgestellten Arten der Iritis zu gross und einige derselben nicht nöthig sein, aber in jeder andern Rücksicht ist diese Arbeit so gründlich und scharfsinnig, dass die Commission dieses der Phantasie des Autors nicht zum Fehler anrechnen wollte, besonders, da die vielleicht zu scharfe Sonderung der Einzelheiten den wesentlichen Theilen, welche sehr genau an die Frage sich anschliessen, nicht im mindesten geschadet hat. Die Schilderungen sind durchweg mit grosser Sorgfalt gemacht, die Diagnose ist überall streng festgestellt, die Behandlung ist im Einzelnen und auf durchaus praktische Weise angegeben. Die zahlreichen schönen Abbildungen, auf die der Verfasser fortwährend verweist, ersetzen endlich die Beobachtungen einzelner Fälle und geben dem Werke einen besonderen klinischen Werth.“

Erst geraume Zeit nachdem die Schrift gekrönt worden war, kam sie in meine Hände zurück. Ich unterwarf sie einer neuen Durchsicht und fügte hinzu, was mir über Iritis aus meiner eigenen Beobachtung und Erfahrung in einem weitverzweigten praktischen Wirkungskreise später bekannt geworden war. Einzelne Krankheitsgeschichten habe ich der vorliegenden Abhandlung, um die Geduld der Leser nicht zu ermüden, nicht hinzugefügt, ebensowenig auf die Literaturgeschichte der Iritis Rücksicht genommen, da diese zu einer rein praktischen Abhandlung nicht gehört. Ich erkenne mit dem grössten Danke an, Vieles, sehr Vieles von Anderen, namentlich aus A. Schmidt's, Beer's, vorzüglich aber aus von Walther's Arbeiten über den in Frage stehenden Gegenstand gelernt zu haben. Einiges aber darf ich auch meinen Forschungen vindiciren. Auf den Titel einer Monographie macht das Werkchen nicht den entferntesten Anspruch, wohl aber hatte dessen Verfasser die Absicht über die Iritis so zu handeln, wie es der jetzige Stand der medicinischen Wissenschaft in Deutschland fordert. Er wollte die organisch zusammenhängende Reihenfolge von pathologischen Zuständen, die man Entzündung nennt, schildern, wie sie sich mit ihrer Eigenthümlichkeit in dem Irisgewebe verhält; er wollte zeigen, wie der inflammatorische Krankheitstypus verschiedene Variationen bedingt, nach den verschiedenen Theilen der Iris, die afficirt sind, und nach den verschiedenen Ursachen, welche die Entzündung hervorrufen. Ein vergleichender Blick auf A. Schmidt's vielgenannte Schrift: Ueber Nachstaar und Iritis (Wien 1801. in 4.) und die vorliegende Arbeit, könnte zu den interessantesten Bemerkungen Veranlassung geben über das Sonst und Jetzt. Ich hatte sehr gewünscht, die *Société medico-pratique* möchte diese Preisschrift auf ihre Kosten drucken und die dazu gehörigen, in der That sehr gelungenen Abbildungen, welche einen abgeschlossenen sehr vollständigen, die Pathologie der Iris klinisch erläuternden Cyclus bildeten, in Kupfer stechen lassen. Dies unterblieb aber leider wegen der grossen daraus entspringenden Kosten. Es ist dieses sehr zu bedauern, da bei der Vortrefflichkeit der Pariser Kupferstecher ganz besonders schöne Tafeln erwartet werden konnten, und da, so viel man auch gegen diese Behauptung gesprochen hat, kein Zweig der praktischen Medicin, mit Ausnahme der Hautkrankheiten, durch die Verbindung von Beschreibungen und Abbildungen so sehr gefördert werden kann, als die Augenheilkunde. Dem lateinischen Originale dieser Preisschrift: „*De Iritide. Commentatio ab illustrissima societate medico-practica quae Lutetiae Parisiorum floret in secundo certaminis concursu die XXVII. M. Septbr. MDCCCXXXVI. praemio aureo ornata. Accedunt in tab. aen. II. Fig. coloratae XVIII. Lipsiae, apud Weidmannos. MDCCCXXXVIII.*

in 4. *p*. 48. habe ich achtzehn gemalte Figuren beigefügt und verweise meine Leser im Verlaufe der vorliegenden Arbeit auf sie und auf mein nun vollendetes grosses Kupferwerk: Klinische Darstellungen der Krankheiten und Bildungsfehler des menschlichen Auges, der Augenlieder und Thränenwerkzeuge. Berlin 1842. in Fol. Mit 848 illumin. Fig. auf 54 Kupfertafeln. Die Abbildungen der ersten Schrift sind unter der Bezeichnung „*de Iritide*", die der zweiten unter dem Namen „Klinische Darstellungen" genannt.

Möge diese Arbeit nicht nur von Augenärzten, sondern von den Aerzten überhaupt gelesen werden! Die Entzündung eines so wichtigen Organs, wie die Iris, ist der Aufmerksamkeit aller Kunstgenossen höchst würdig. Die Augenkrankheiten sind ja, wie J. H. Schmidt in Paderborn so wahr als schön sagt, die zierlichen Miniatur-Spiegel der Körperkrankheiten. Krankheitsprozesse und Krankheitsformen, die im Auge auftreten (und es kommen fast alle dort vor, die den menschlichen Organismus überhaupt befallen) verdienen desshalb die besondere Beachtung der Aerzte, weil sie der Autopsie zugängig sind, weil ihr Verlauf hier wie nirgends studirt werden kann, und weil der Arzt in den Stand gesetzt wird, von der Art und Weise derselben naturgemässe Schlüsse auf das Verhalten in ähnlichen, dem Auge nicht zugängigen Geweben zu machen. Wir müssen uns desshalb bemühen, die Lücken, die hier allerdings noch vorhanden sind (Bulletin p. 24.), durch ein gründliches und fleissiges Studium auszufüllen. Die Pathologie der Iritis würde bei Vielen mehr gefördert, wenn Aerzte und Augenärzte nicht versäumen wollten, die Krankheitszustände der Iris sorgfältig und fortgesetzt mit der Lupe zu untersuchen, und zu beobachten. Den Gebrauch der Lupe halte ich nicht nur für den ältern, sondern fast noch mehr für den jüngern Arzt von grösster Wichtigkeit. Was das Stethoskop für die gründliche

Diagnose der Brust-, Herz- und Gefässkrankheiten bereits geleistet hat, dasselbe kann und wird die Anwendung der Lupe auf dem Gebiete der Augenkrankheiten zu fördern vermögen. Es eröffnet sich bei dem Gebrauche dieses Instrumentes dem Blicke des Arztes eine neue Welt pathologischer Anschauung. Wer mit der Lupe in der Hand die Iritis studirt, der wird sehr bald zu der Ueberzeugung kommen, dass die von dem Verfasser beschriebenen verschiedenen Arten der Iritis keine Ausgeburten der Phantasie, sondern in der Natur vorhanden sind. Wie die Beobachtung im Allgemeinen des Arztes Sehkreis erweitert, so vermehrt die gesteigerte mikroskopische Eindringlichkeit die Kraft des ärztlichen Sehsinnes. Und je grösser und schärfer dieser ist, desto sicherer und bestimmter wird die Diagnose.

Was den Plan betrifft, nach welchem die vorliegende, vom Dr. Stricker nach dem lateinischen Originale übersetzte und vom Verfasser durchgängig überarbeitete, Abhandlung verfasst ward, so ist Folgendes zu erinnern.

Das erste Buch beschäftigt sich mit anatomisch-physiologischen Betrachtungen über die Iris, vom ärztlichen Standpunkte aus. Hier wird die Farbe, Lage, Bewegung, Funktion, Verbindung, Struktur der Iris genau besprochen, so dass nach dieser Beschreibung der Integritätszustand der Iris rasch und gründlich zu erkennen ist, und sogleich bemerkt werden kann, wenn derselbe in einen pathologischen übergeht. Dabei ist vorzüglich Rücksicht auf die Verbindungen der Iris mit den benachbarten Theilen des Auges genommen worden, um anatomisch die gleichzeitige Mitleidenschaft anderer Augentheile bei der Iritis und die Folgen und Nachkrankheiten, in welche dieses Leiden leicht und oft übergeht, zu erweisen. Ich habe nach den Ergebnissen der ausgezeichnetsten Forschungen, die ich selbst vielfach in der Natur geprüft habe, sonach auch nach eigenen Untersuchungen eine Beschreibung der Iris in ihrem gesunden Zustande zu geben versucht, wie sie der Augenarzt bedarf, um sich die wahren naturgemässen Vorstellungen über den physiologischen Vorgang der Iritis zu machen. Auf diese Weise wird es möglich, sichern Grund und Boden für die pathologischen Untersuchung zu finden, denn nur der Arzt, welcher das Organ in seiner gesunden Beschaffenheit gründlich erkannt hat, ist im Stande, dasselbe in seinen pathologischen Abweichungen richtig zu verstehen und zu deuten. Das zweite Buch beschäftigt sich mit dem Wesen, den Zeichen und der Behandlung der Iritis im Allgemeinen, und bereitet durch ein tieferes Eingehen in die allgemeine Pathologie dieser Krankheit und durch eine Darstellung der lebendigen pathologischen Processe der Iritis auf eine nähere diagnostische Kenntniss der verschiedenen Arten dieser Entzündung nach ihrem verschiedenen Sitze und ihren verschiedenen Ursachen vor. Mit besonderer Vorliebe habe ich diesen Abschnitt bearbeitet; ich habe mich aber wohl gehütet, in dem alten pathologischen Dogmatismus sitzen zu bleiben, zu sehr zu generalisiren und in unlogischen Allgemeinheiten und Eintheilungen der Iritis mich zu verlieren. Es war mein Bestreben, eine allgemeine physiologische Pathologie der Irisentzündung darzustellen. Diese sollte auf die Specialitäten der Iritis vorbereiten, die in dem dritten, vierten, fünften und sechsten Buche mit steter Berücksichtigung ihrer Pathogenie und Therapie abgehandelt werden. Dabei ist vorzüglich die pathische Histiologie berücksichtigt, ein Gegenstand, der für die richtige Erkenntniss und Behandlung der in Rede stehenden Krankheit von der höchsten Bedeutung ist. Die allgemeine und specielle Therapie der Regenbogenhautentzündung ward nicht vernachlässigt; auch hier wurde das Allgemeine in kurzen Sätzen, und, wie ich hoffe, gründlich, dem Speciellen vorausgesendet. Streng habe ich die Gränzen innegehalten, welche die Therapie der

Entzündung der Iris von der akiurgischen Behandlung der Folgen dieser Krankheit scheiden; von letzterer sollte nirgends gehandelt werden, obgleich ich weiss, welche grosse Lücken praktisch und wissenschaftlich hier auszufüllen sind. Die pathologische Anatomie des Irisgewebes, der eigentliche Boden für die akiurgische Thätigkeit bei der Pupillenbildung, ist in der That noch sehr wenig bearbeitet. Gewissenhaft habe ich Rücksicht auf die abweichenden Ansichten genommen, welche ausgezeichnete Kritiker des lateinischen Originals, W. Stark, Fallot, Ryba, Unna, und Busse, ausgesprochen haben. Ich sahe es ferner als einen grossen Gewinn bei der vorliegenden Arbeit an, dass ich das meisterhaft gearbeitete, in Deutschland sehr wenig bekannte, *Bulletin des travaux de la Société medico-pratique de Paris*, *Séance générale de* 1836, *tenue à l'Hôtel de Ville Paris* 1837. *in* 8. *p.* 107, welches ein gedrängtes und vollständiges Resumé aller über die Iritis eingegangenen Concursschriften giebt, benutzen konnte.

Zuletzt noch einige Worte zur Verständigung über den Begriff der Entzündung der Regenbogenhaut. Der geistreiche Arzt W. Stark zu Jena spricht sich in einer, das lateinische Original höchst gründlich würdigenden Kritik (Jenaische allgemeine Literaturzeitung, Januar 1840) über den Missbrauch aus, der mit dem Worte und Begriffe Entzündung in unseren Tagen getrieben wird. Er sagt mit grossem Rechte, dass man bei Einem Entzündungssymptom, besonders der Röthe, gleich eine Entzündung wittre; dass man da, wo sie wirklich vorhanden ist, sie als das Prinzipale der Krankheit anzusehen pflege, und andere vorkommende, sehr wichtige Krankheitszustände als zufällige Begleiter, als accessorische und jene höchstens modificirende Momente ansehe. Demnach unterscheide man nun eine arthritische, syphilitische, scrophulöse, scorbutische Entzündung. Der Grund davon sei der, dass die

Entzündungssymptome sich meistens stärker aussprächen und die pathognomonischen Symptome jener anderen Krankheiten in den Hintergrund drängten. Bei genauer Prüfung des Sachverhältnisses und bei richtiger Erkenntniss des Wesens und der wahren Bedeutung der Entzündung ergäbe sich aber das Gegentheil. Die Entzündung sei nämlich in den wenigsten Fällen ein selbstständiger Krankheitszustand, sondern nur der Begleiter eines anderen, namentlich obengenannter Dyskrasieen; die Entzündung, welche im Gefolge jener Krankheiten aufträte, sei nur die äussere Erscheinung der heilsamen Reaktion gegen jene Krankheiten. Da nun mit jeder Krankheit eine solche Reaktion sich verbinde und verbinden müsse, und da die Reaktion in der Mehrzahl der Fälle als Fieber bei mehr allgemeinen, oder als Entzündung bei örtlichen Krankheiten erscheine, so bildeten beide auch den steten Begleiter der meisten Krankheiten. Diese entzündliche Reaktion entgehe bei dem Kranksein sehr vieler Organe der Beobachtung. Im Auge dagegen, in welchem der sachkundige Beobachter auch die leiseste Veränderung sogleich offen und prägnant erkenne, würden diese entzündlichen Heilbestrebungen leicht und jederzeit wahrgenommen. Dazu komme, dass im Auge auch nicht leicht ein Kranksein auftrete, ohne Gefolge entzündlicher Symptome. Da man nun Entzündung immer für die eigentliche Krankheit anzusehen gewohnt sei, bestehe auch die ganze Nosologie des Auges aus Entzündungen und ihren Produkten, denen man höchstens noch die nicht durch Entzündung entstandenen Bildungsfehler, die Cataracta und Amaurose hinzufüge. Während man in den allgemeinen nosologischen Systemen den Dyskrasieen noch Selbstständigkeit und einen eigenen Platz zugestehe, müssten sie sich in der Ophthalmonosologie die erstere rauben und sich unter die Entzündungen stecken lassen, was zu wunderbaren Widersprüchen und Absurditäten führe, z. B. zu einer scorbutischen Entzündung. Wie naturwidrig und selbst gefährlich hinsichtlich der darauf gebauten therapeutischen Folgerungen ein solches Verfahren sei, liege klar vor. Wenn man nun dieses höchst missbilligen müsse, so könne man es noch weniger gut heissen, wenn nicht einmal die ganze entzündliche Reaktion, sondern nur ein Theil derselben, welche sich in einem einzelnen Gebilde des Auges ausspreche, für sich allein hervorgehoben und zu einer selbstständigen Krankheitsform gestempelt werde. Dieses sei aber der Fall, wenn man *Iritis arthritica*, *syphilitica* etc. als solche gelten lasse. Denn befiele Gicht oder eine andere Dyskrasie das Auge, so sei diese begleitende Entzündung weder das Wesentliche, noch die Iris selbst das einzige und ausschliessliche Substrat jener Krankheitsprozesse. Soweit Stark.

Wer könnte, wer wollte den hier gemachten Vorwurf als ungegründet ansehen! Nichts desto weniger sind folgende Bemerkungen im Interesse der Ophthalmonosologie Pflicht für den Verfasser der vorliegenden Abhandlung über die Iritis.

Was bei dem Arzte als diagnostischer Fehler in vielen Fällen erscheinen muss, wenn er immer Entzündung sieht, wenn er vergisst, dass nicht Eine isolirte Erscheinung als Hitze oder Schmerz, sondern eine organisch verknüpfte Reihenfolge von pathologischen Zuständen zusammen die Entzündung bildet, und diese Entzündungssymptome als das Prinzipale der Krankheit ansieht, während er über das Accessorische den eigentlichen Quell des Uebels verkennt, das wird bei dem Augenarzte fast zur diagnostischen Nothwendigkeit. Das Auge, dieser histiologische Mikrokosmus unseres Körpers, ist nämlich durch seine ganze Organisation, namentlich durch seinen Gefässreichthum, zur Krankheit aller Krankheiten, zur Entzündung sehr geneigt; dabei ist es so fein konstruirt, so empfindlich gegen alle krankhaften Einflüsse, dass sich jede, selbst die geringste Reaktion gegen jene hier bald bemerklich macht. Dazu kömmt, dass namentlich in den feinen Gebilden des Auges durch den Verlauf der Entzündung nicht blos lästige Funktionsstörungen, sondern selbst unheilbare Uebel herbeigeführt werden können. Desshalb die Aufmerksamkeit der Augenärzte auf jede, selbst die kleinste örtliche Affektion des Auges, die in andern Organen als Naturheilstrebung angesehen werden muss, während sie hier ein gefährliches örtliches Uebel ist; daher die oft minutiösen Unterscheidungen derselben nach dem Vorkommen in einzelnen Theilen desselben, daher endlich die grosse Menge von Entzündungsklassen bei den allerdings isolirt oder selbstständig vorkommenden entzündlichen Affektionen der einzelnen Organe des Auges (z. B. der Iris), selbst wenn diese auch im innigen Zusammenhange mit anderen Organtheilen desselben stehen. Hierzu kommt endlich, dass der Augenarzt sehr wohl weiss, dass es gilt, wenn ein edler Theil des Bulbus inflammatorisch afficirt ist, diesen Zustand gleich bei seiner Entstehung scharf und richtig zu erkennen, um ihn in seiner Geburt zu unterdrücken, und so zu verhindern, dass er nicht seine verschiedenen, der Sehkraft fast immer schädlichen Stadien durchlaufe. Einen pathologischen Fehler mag der Augenarzt immerhin begehen, wenn er das entschieden Entzündung nennt, was vielleicht nur Congestion oder Irritation, oder krankhafte Ernährung (Dystrophie) ist; aber bei der Unvollständigkeit unserer Kenntnisse der verschiedenen Stufenreihen inflammatorischer Vorgänge überhaupt, und bei der Heftigkeit, mit der dieselben gerade im Auge auftreten und sich daher leicht bemerkbar machen, bei der gefährlichen Bedeutsamkeit derselben für die Existenz des Organ's, ist das mehr ein falscher Name, als ein pathologischer Missgriff. Er wird es erst dann, wenn der Arzt über die lokale Affektion des Auges die im ganzen Organismus liegende Ursache dieser örtlichen Krankheit übersieht, wenn er örtlich und allgemein durch Antiphlogose behandelt, was nur durch die Anwendung solcher Mittel zu heilen ist, welche die im Körper liegende Grundursache des Uebels zu neutralisiren und zu beseitigen vermögen. Ein solcher Arzt (und es giebt allerdings deren nicht wenige) vergisst, dass er es bei dem in Rede stehenden Gegenstande nicht blos mit einer inflammatorischen Folge, sondern auch mit einem dyskratischen, im Organismus liegenden Elemente zu thun hat, er bekämpft nur jene, nicht diese, und beseitigt zwar bisweilen, jedoch nicht immer, die Folge, aber nie die Ursache des Uebels. Hier müssen Scylla und Charybdis zum Heile des Leidenden vom Arzte glücklich umschifft werden; der beste Steuermann ist die Diagnose. Wenn irgendwo der alte Satz: *qui bene distinguit, bene medetur*, seine Geltung findet, so ist es auf dem Gebiete der Augenentzündungen, namentlich aber auf dem der Iritis. Aus diesem Grunde habe ich mich bestrebt, das, was mich, die Lupe in der Hand, eine gewissenhafte und lange fortgesetzte Beobachtung über die verschiedenen Arten und Ursachen der Iritis gelehrt hat, hier mitzutheilen. Sie sind alle in der Organisation der Iris gegründet; ihre Detaillirung fördert nicht nur die pathologischen Forschungen, nein die grössere Schärfe und Genauigkeit in der Diagnose wirkt, wie Dr. Unna so richtig bemerkt, auch auf die Therapie des rationellen Arztes und übt einen geistig anregenden Einfluss auf denselben. Ohne Furcht, missverstanden zu werden, sage ich es offen, dass ich ihr die befriedigendsten therapeutischen Resultate verdanke. Ich bin aber freilich kein crasser Antiphlogistiker, Antidyskratiker oder Derivationsarzt, mein Arzneischatz setzt sich nicht blos aus Lanzette und Blutegeln, aus Decoctum Zittmanni und Oleum Iecoris zusammen, sondern ich bestrebe mich die wahren Fortschritte der speciellen Therapie auf die

Behandlung der Augenkrankheiten zu übertragen, und ich bemühe mich, der Autokratie des Organismus bei Augenkrankheiten in aufmerksamer Beachtung und Verehrung zu folgen. Eine Lücke, und zwar eine grosse, ist leider in der vorliegenden Abhandlung unausgefüllt geblieben, es ist eine nähere Untersuchung des Gegenstandes: unter welchen Bedingungen die in dem Körper schlummernden Dyskrasieen der verschiedensten Art gerade die Iris und kein anderes Organ ergreifen; warum sich der allgemeine Krankheitszustand, die allgemeine Syphilis, die Gicht, das Rheuma, die krankhaft erhöhte Venosität etc. gerade in diesem Organe unter der Entzündungsgestalt lokalisiren und in keinem anderen? Dieser höchst wichtige, leider aber noch sehr dunkle, in den Handbüchern fast nicht berücksichtigte pathogenetische Gegenstand gehört in die allgemeine Pathologie; seine genauere Prüfung würde hier zu weit von dem eigentlichen Ziele abgeführt haben; seine Andeutung musste genügen. Und so mögen denn die folgenden Beobachtungen und Ansichten über die Iritis, im Lichte der physiologischen Medicin angestellt, die Fachgenossen veranlassen, sie klinisch zu prüfen! Sie enthalten des Neuen Manches; einen Theil von ihnen hofft der Verfasser in seinen wesentlichen Beziehungen geprüft zu haben, Vieles, sehr Vieles hier Besprochene steht jedoch noch als Räthsel da. Aber durch Probleme schreitet ja die Wissenschaft vorwärts; der Verfasser sieht ihrer Lösung erwartungsvoll entgegen, und überlässt sie vertrauungsvoll den ferneren Forschungen derer, die zu dieser nicht eben leichten Aufgabe wirklich berufen sind.

Erstes Buch.

Anatomie und Physiologie der Iris.

Das äussere Ansehen einer gesunden Iris bietet eine unendliche Mannigfaltigkeit von Farben und ein eigenthümliches Gefüge dar. Man unterscheidet besonders drei an Farbe und Bau verschiedene Ringe in diesem Organe, von diesen ist der äussere (*ciliaris*) meistens dunkler als die übrigen, und zeigt einige mit der Peripherie parallel laufende Streifen und Falten; der mittlere (*medius*) ist dagegen heller, seine Streifen und Falten bilden Radien; der innere endlich (*pupillaris*) ist wieder dunkler und mit Streifen und Falten versehen, welche nach dem Centrum der Pupille convergiren.

Alle diese Falten sind bei manchen Menschen trichter- oder kraterförmig; man untersucht diese Vertiefungen der Iris am besten dadurch, dass man das Auge mit schwachem Kerzenlichte von der Seite beleuchtet; beim Hin- und Herbewegen des künstlichen Lichtes wechseln die lichten und dunkeln Stellen der Iris so ab, dass man ein klares Bild ihrer Erhabenheiten und Vertiefungen bekommt, und jenes trichterartige Zurückweichen der Iris nach der Pupille zu dem Beschauer deutlich wird.

Was die abwechselnde Ausdehnung und Zusammenziehung der Iris betrifft, von der die veränderliche Weite der Pupille abhängt, so werden die verschiedenen Grade dieses Zustandes auf mancherlei Weise bewirkt; entweder nämlich durch Abwechselung von Licht und Schatten, oder durch Bedeckung eines Auges, oder durch abwechselndes Sehen in die Nähe und Ferne, oder durch Einwirkung gewisser Narcotica, z. B. der Belladonna, wird die Pupille angeregt, sich zu erweitern oder zu verengern.

In dem gesunden Auge ist der Theil der Sclerotica, welcher mit dem äussersten Kreis der Iris durch den Strahlenkranz zusammenhängt, weiss und ohne Gefässe, geht auch ohne Verdunklung unmittelbar in die durchsichtige Cornea über.

In Bezug auf die innere oder anatomische Untersuchung der Iris, welche für die Pathogenie der Iritis von grösster Wichtigkeit ist, möchten folgende Punkte die wichtigsten sein. Die Iris ist eine einfache Membran, und wenn man sie, was man thun kann, in zwei Platten, nämlich die vordere eder Iris, und die hintere oder Uvea unterscheidet, so ist das eine künstliche, keine natürliche Trennung. Eine Fortsetzung der Choroidea, was viele Anatomen annehmen, ist nach meinen Untersuchungen über die normale und anomale Entwickelungsgeschichte dieses Organs (Zeitschrift für die Ophthalmologie, Bd. II. p. 515. und Klinische Darstellungen, Bd. III. p. 50.) die Iris nicht; sie ist eine selbstständige Membran, deren eigenthümliches Leben innigst zusammenhängt mit den sich in ihr verzweigenden Ciliargefässen und Ciliarnerven.

Die hintere, gegen die vordere Linsenkapselwand gekehrte Fläche der Iris, die *Tunica uvea*, Traubenhaut, hat ein dunkelbraunes, selbst schwarzes sammtartiges Ansehen, zeigt kleine, gegen die Pupille hin gerichtete Falten. Sie besteht aus Pigmentzellen; diese liegen dicht aneinander und bilden ein fest gefügtes durchsichtiges, einer serösen Membran ähnliches Ganzes, das aus pflasterförmigen Zellen besteht (die nach Pappenheim nur junges Pigment ohne dunkle Körner sind) und eine ziemlich feste Structur hat. Die Pigmentzellen gruppiren sich hier sonach dicht aneinander, liegen nicht locker vereinzelt, leicht sich trennend, beisammen, sondern als gefügte Membran. Die Kenntniss dieser anatomischen Beschaffenheit der Uvea ist von grosser Wichtigkeit für die Erklärung vieler pathologischer Erscheinungen bei der Entzündung dieses Iristheiles.

Wenn man eine frische Iris, die durch Maceration von dem Pigment befreit ist, das in kleinen Mengen in allen Theilen und zwar auf ihrer ganzen Ausdehnung und in ihrem ganzen Gewebe selbst schon unmittelbar unter der Wasserhaut vorkommt, in grösster Anhäufung aber auf der Uvea sich vorfindet, unter mässiger Vergrösserung betrachtet, so erscheint sie als eine aus Zellgewebe entstandene Membran, in der die meisten Fasern vom äussern Rand gegen den innern hin gewunden verlaufen, und bei genauerer Untersuehung sich als Theilchen eines Netzes darstellen. Das Zellgewebe der Iris, meist dünn und zart, erstreckt sich von ihrem äusseren Umfang nach dem Pupillarrande, und bildet an einzelnen Stellen der vorderen Oberfläche Runzeln von verschiedener Grösse, wenn es aber bis zum innern Rand gelangt ist, so verdichtet es sich in einen Ring, der den Pupillarrand bildet. Die Kreisfasern, deren Vorhandensein bekanntlich viele Anatomen behaupten, habe ich nie sehen können. Die Iris ist demnach aus sehr vielen Gefässen und Nerven und aus contractilem Zellgewebe, das am Pupillarrand einen vollständigen Kreis bildet und überhaupt, im Durchschnitt gedacht, am Ciliar- und Pupillarrande dicker und in der Mitte dünner erscheint, zusammengesetzt. Dieses Gewebe der Iris bildet offenbar nach W. Stark's Bemerkung die erste Entwickelungsstufe des Muskelfasergewebes mit den Fibern der grossen Venenstämme, mit dem Zellfasergewebe, wie es sich in den Ausführungsgängen der secernirenden Drüsen, in den Ureteren, in den Gallen-, Speichel- und Milchgängen, in dem Nasenkanal, der Harnröhre und Gebärmutter, sowie bei vielen niedern Thieren findet, welche noch kein ausgebildetes Muskelsystem besitzen.

Die Arterien der Iris haben sowohl ihrem Bau und Verlauf, als ihrer Funktion nach die grösste Aehnlichkeit mit den Capillargefässen der Muskeln, indem in den Gefässen, sowohl der Iris, als der Muskeln, Expansion und Contraktion auf's schnellste miteinander abwechseln. Der Verlauf dieser Gefässe, welche der Iris ihre erektile Natur geben, bietet einen schönen Anblick dar. Die grössern Arterien haben nach Krause (Handbuch der menschlichen Anatomie, 1. Bd. 2. Theil. Zweite Auflage. Hannover 1842. in 8. p. 531.) einen Durchmesser von $\frac{1}{70}'''$ bis $\frac{1}{30}'''$ und selbst in den Schlingen des Pupillarrandes eine Dicke von wenigstens $\frac{1}{180}'''$ bis $\frac{1}{130}'''$, dagegen die feinen Capillargefässe von $\frac{1}{360}'''$ bis $\frac{1}{260}'''$ im Durchmesser halten. Erstere zeichnen sich durch verhältnissmässig dicke Wände aus, indem z. B. bei den grössern von $\frac{1}{30}'''$ Durchmesser das Lumen nur $\frac{1}{80}'''$ misst. Aus diesem Grunde erscheinen sie auch nicht von dem in ihnen enthaltenen Blute dem blossen Auge des Beobachters sichtbar rothgefärbt, wie das bei Gefässen von gleicher Dicke in andern Theilen des Körpers der Fall ist, und wie man dieses bisweilen bei der Iritis wahrnimmt (s. das zweite Buch), sondern sie schimmern durch die Wasserhaut nur als weissliche Streifen hindurch.

Die Arterien kommen theils aus den hintern langen, theils aus den vorderen Ciliararterien, nur wenige von den in der *Choroidea* verlaufenden hintern kurzen Ciliargefässen. Wir müssen den Verlauf derselben näher betrachten, da eine genaue topographische Kenntniss derselben zur nähern Verständniss vieler Symptome der Iritis von Wichtigkeit ist. Wir entlehnen folgende naturgemässe Beschreibung aus Krause's bereits angeführter

Schrift. Die *Arteriae ciliares longae* sind zwei Stämme, die *interna* und *externa* entspringen aus der *Arteria ophthalmica* selbst, oder aus einem grössern Aste derselben; sie durchbohren am hintern Umfange des *Bulbus* die *Sclerotica* und laufen dann in dem Zellstoffe zwischen *Choroidea* und *Sclerotica* geschlängelt nach vorn; die *arteria ciliaris longa externa* an der Schläfenseite des Augapfels, etwas oberhalb der Mitte derselben, die *interna* an der Nasenseite, etwas unterhalb der Mitte. Sie geben der *Choroidea* keine Aeste ab, dringen in den *Orbiculus ciliaris*, spalten sich zuerst in zwei Aeste, und sodann in zahlreiche Zweige, die in den *Margo ciliaris iridis* eintreten. Die *Arteriae ciliares anteriores* sind kurze, von der *Arteria ophthalmica, arteria lacrymalis* und *arteria supraorbitalis* und einigen Muskelarterien entspringende kleine Schlagadern, welche die *Sclerotica* in ihrem vordern Theile durchbohren, im *Orbiculus ciliaris* sich verästeln, und dann in die Irissubstanz an deren Ciliarrande eindringen; von den Ciliarfortsätzen aus gehen Aestchen der hintern kurzen Ciliararterien gleichfalls in die Iris. Alle diese Arterien bilden im *Margo ciliaris* der Iris, in den sie ziemlich parallel eintreten, durch Anastomosen, einen Gefässkranz, oder vielmehr ein kranzförmiges Netz, welches den Namen *Circulus arteriosus major iridis* führt, laufen sodann geschlängelt convergirend, und theils spitzig theils bogenförmig anastomosirend gegen den Pupillarrand hin, bilden einen *annulus minor*, ein kleines kranzförmiges Netz von feinen Gefässen, *Circulus arteriosus minor iridis*, laufen sodann bis zum Pupillarrande selbst, und gehen hier in Venen über, so dass der Pupillarrand grösstentheils aus sehr länglichen engen Schlingen gebildet erscheint.

Die Iris hat aber auch sehr viele, zahlreiche Anastomosen und kranzförmige Netze bildende V e n e n, welche grösstentheils in einen kreisförmigen Kanal, der an der inneren Fläche der Sclerotica, wo sie die Cornea berührt, sichtbar wird, zusammenfliessen. Dieser Kanal, oder nach Krause's treffender Bezeichnung diese ringförmige Vene, ist der venöse Sinus der Iris, *Circulus venosus iridis*, s. *orbiculi ciliaris*, der bei einigen Arten der Iritis in diagnostischer Hinsicht wichtig ist. Aus diesem *Circulus venosus iridis*, und aus dem *Orbiculus ciliaris* überhaupt, gehen viele kleine zarte venöse Gefässe heraus, welche *Venae ciliares anteriores* und *posteriores* genannt werden; jene gehen sogleich durch die *Sclerotica* nach aussen, diese begleiten die *Arterias ciliares posteriores*, bevor sie denselben Weg nehmen; alle ergiessen sich zuletzt in die *Vena ophthalmica;* nur sehr wenige Venen der Iris gelangen durch den Faltenkranz in die *Venas vorticosas.*

Die Nerven der Iris sind die *ciliares;* sie sind sehr zahlreich, und grösstentheils entspringen sie aus dem *ganglion ophthalmicum;* wenige von ihnen kommen aus dem *Nervus naso-ciliaris.* Diese zusammen bilden ein kleines Bündel von zwei bis drei Stämmchen, das oberhalb des Sehnerven liegt, und ein grösseres von vier bis sechs Stämmchen an der untern und äussern Seite des *Nervus opticus.* Nachdem sie sich hinter dem Augapfel in überhaupt zwölf bis zwanzig Aeste gespalten haben, durchbohren sie die *Sclerotica* an dem hintern Umfange der *Bulbus*, gehen neben den Arterien in dem Zellgewebe, zwischen der *Sclerotica* und *Choroidea* nach vorn, geben der *Choroidea* nur sehr kleine Aeste, von welchen einige durch die *Choroidea* zur *Retina* gehen, alsdann treten sie in den *Orbiculus ciliaris*, und spalten sich in platte, vielfach verflochtene und verschmolzene Bündel, deren Zwischenräume von Ganglienkugeln ausgefüllt werden. Aus dem *Orbiculus ciliaris*, dem Sammelpunkte aller Ciliarnerven, treten wiederum zahlreiche Nervenbündel und Nervenfasern in die Iris ein, und laufen im Allgemeinen convergirend und ein weitmaschiges Netz von winkeligen und bogenförmigen Schlingen bildend, gegen die Pupille hin. lösen sich aber, ohne den Pupillarrand völlig zu erreichen, in Fibrillen von $\frac{1}{630}'''$ Durchmesser auf, welche Endumbiegungsschlingen bilden. Neben und zwischen diesen weissen Nervenfibrillen sieht man zahlreiche Knötchenfibrillen.

Die seröse Haut der Iris oder die der wässrigen Feuchtigkeit liegt zwischen Cornea und Iris, ist sehr dünn, zart und durchsichtig und hängt auf's Genaueste mit der vorderen Wand der Iris zusammen. Sie hat alle Eigenschaften einer serösen Haut, wie die der Lungen und des Gehirns. So wie die Lungenpleura mit der Oberfläche der Lungen auf's Innigste verwachsen ist und für sich allein nicht dargestellt werden kann, eben so innig ist die Verbindung dieser beiden Augenhäute. Obgleich über die Natur dieser Membran verschiedene Meinungen unter den Anatomen herrschen (*Unna*, *de tunica humoris aquei. Heidelb.* 1836.), da die vordere Fläche der Iris zottig erscheint, so zeigt doch eine genauere Untersuchung deutlich genug, dass, wie schon Demours bewies, die Haut der wässrigen Feuchtigkeit wirklich vorhanden sei. Wenn wir die Augen von Foetus und Neugeborenen zergliedern, überzeugen wir uns sogleich, dass die fragliche Membran von der Cornea zur Iris übergeht und die vordere Fläche dieses Organes überzieht. Das aber steht fest, dass jene Haut in ihrem Verlaufe nicht gleichmässig bleibt, indem sie an der Hornhaut sehr durchsichtig und dünn, an der Iris weniger durchsichtig und villös ist, welches letztere von sehr zarten Zotten auf der vorderen Fläche der Iris und von den feinsten Gefässen dieses Organes herrührt. Ich habe beobachtet, dass die *Membrana humoris aquei* nie sich bis in die hintere Augenkammer erstreckt, obgleich man bei genauer Untersuchung wahrnimmt, dass sie die vordere Fläche der Iris bis an den Pupillarrand überzieht. Sie steht der Sekretion der wässrigen Feuchtigkeit vor. Die hintere Fläche der Iris sondert das schwarze Pigment ab.

So hat jede der beiden Seiten der Iris ihre besondere Absonderung; auf der vorderen, welche man die arterielle nennen könnte, wird von einem sehr feinen und zarten Gefässnetz der seröse Bestandtheil des Blutes ausgehaucht, auf der hinteren venösen Wand der Iris, auf der Uvea, werden Kohlenstoff und Eisen ausgeschieden, welche das schwarze Pigment bilden. Die Aufsaugung des *Humor aqueus* geschieht höchst wahrscheinlich durch die seröse Platte der Cornea.

Sehr wichtig ist die Lage der Iris im Auge, ihr Zusammenhang mit den übrigen Organen des Bulbus und ihr Verhältnis zu dem gesammten Körper. An dem Ciliarrande der Iris verbindet dieses Organ der Ciliarkranz mit der inneren Fläche der Hornhaut und Sclerotica gerade an der Stelle, wo diese beiden Häute in einander übergehen. Von aussen deutet auf diese Verbindung der von mir zuerst beschriebene, für die Ophthalmopathologie sehr wichtige *Annulus Conjunctivae* hin, den die ältern Anatomen *tunica adnata* nannten, (v. Ammon in Rust's Magazin. XXX. 240. etc.) ein Ring von Zellgewebe, welcher hinter dem Uebergangspunkte des Bindehautblättchens von der *Sclerotica* zur *Cornea* liegt. Bei manchen Arten der Iritis ist dieser *Annulus conjunctivae* mitleidend. Die Uvea als hintere Fläche der Iris tritt, wo sie die Ciliarfortsätze erreicht, durch die Kreisfasern des Strahlenkranzes, welcher die Linsenkapsel mit den Ciliarfortsätzen vereinigt, in eine Verbindung mit dem Linsensystem, besonders mit der vorderen Kapselwand. Diesen Verbindungstheil, von dessen physiologischer Wichtigkeit für die Pathogenie mancher Complicationen der Iritis mit *Cataracta subsequens*, später die Rede sein wird, habe ich *Orbiculus capsulo-ciliaris* genannt. Er wird bekanntlich von mehreren Anatomen (bestimmt von Döllinger) angenommen, von andern dagegen bezweifelt. Uebrigens steht die Iris durch die *Arteriae ciliares*, welche aus der *Arteria ophthalmica*, als einem Ast der *Carotis cerebralis* entspringen, mit dem grossen Kreislauf in sehr naher Verbindung und ist durch ihre Nerven der Herrschaft des *Sympathicus* unterworfen.

Die Physiologie der Iris betreffend, soweit sie zu unsern pathologischen Betrachtungen über die Iritis gehört, ist folgendes zu erinnern. Aus der obigen Darlegung ergiebt sich, dass die Iris verschiedene und wichtige Funktionen erfüllt, denn sie steht nicht nur der Absonderung der wässrigen Feuchtigkeit und des schwarzen Pigments, welche beide zum vollkommnen Sehacte nöthig sind, vor, sondern sie bewirkt auch die Zusammenziehung der Pupille, wodurch bei zu heftigen Lichteindrücken die Retina geschützt wird; ferner passt sie sich den Entfernungen der zu betrachtenden Dinge an, verengt sich bei nahen, erweitert sich bei entfernten Gegenständen, Funktionen, die mehr oder weniger bei der Iritis alle beeinträchtigt werden.

Zweites Buch.

Wesen, Zeichen und Behandlung der Iritis im Allgemeinen.

Dass die Iris sich entzünden kann, lehrt die Beobachtung; man nennt diese Krankheit Iritis und hat sie in unsern Tagen genauer untersucht, während die Aerzte der Vorzeit sie wahrscheinlich gar nicht, oder nur sehr unvollkommen kannten. Diese genauere Kenntniss verdankt man den Fortschritten der Pathologie überhaupt, besonders aber denen der Augenheilkunde. Vervollkommnet wird und muss aber die Lehre von dieser Krankheit werden, wenn man die pathologischen Veränderungen, welche die Iris durch die Entzündung erleidet, sonach also die lebendige pathologische Anatomie, welche in dem durchsichtigen Auge besonders deutlich sich zeigt, durch Betrachtung der entzündeten Iris mit bewaffnetem Auge, d. h. durch die Lupe, mehr berücksichtigt. Die Iritis ist eine höchst wichtige Krankheit, ich möchte sagen das Centrum der Ophthalmopathologie; wie die Iris, diese Königin des Auges *), in der Mitte des Bulbus liegt und mit dessen wichtigsten Theilen im innigsten Zusammenhange steht und auf sie sehr bedeutenden Einfluss äussert, so nimmt

*) J. J. Schmidt, tibetisch-deutsches Wörterbuch nebst deutschem Wortregister. St. Petersburg und Leipzig, 1842. 8.

die Lehre von der Iritis den Mittelpunkt der gesammten Augenheilkunde ein.

Iritis ist derjenige pathologische Zustand des Irisgewebes, durch welchen das eigenthümliche Leben des Organs, namentlich das seiner Gefässe, so gestört wird, und das in ihnen krankhaft angehäufte Blut so verändert ist, dass die Functionen der Iris mehr oder weniger gestört werden, dass die Ernährung des Iris-Gewebes leidet, dieses in seiner Structur sich verändert, und wohl auch gänzlich metamorphosirt. Die Iritis unterscheidet sich demnach, wie sich das im Verlaufe der Untersuchungen zeigen wird, durchaus nicht von der Entzündung jedes andern Organs; wir sehen hier alle einzelne Momente des Entzündungsvorganges in den organischen Gebilden überhaupt, d. h. vitale und organische Veränderungen in den Gefässen, namentlich die Erweiterung derselben, Abweichungen in der Blutcirculation und damit zusammenhängende Veränderung des Blutlaufs, anfangs beschleunigte, später langsamere Bewegung der Blutkügelchen, selbst gänzliche Stockung derselben (Stase), Berstung der Gefässe, blutiges Extravasat, Austritt des Blutserums in das erkrankte Parenchym und andere pathologische Erscheinungen. Es kommen viele Grade der Iritis vor, die zwischen einer leichten inflammatorischen Reizung und einer heftigen Entzündung dieses Organs liegen können.

Im Sommer, und überhaupt bei starker trockner Hitze, ist der Verlauf der in Rede stehenden Augenkrankheit meistens schneller und desshalb gefährlicher als im Winter und bei Kälte. Ob im Norden und im Süden dieselbe Verschiedenheit im Verlaufe dieser Krankheit sich herausstellt, ist mir unbekannt. Es fehlen hierüber Beobachtungen. Der Verlauf der Iritis ist gewöhnlich langsam, d. h. er ist nach Wochen, nicht nach Tagen, zu messen. Die Ausgänge der Iritis sind im Allgemeinen die jeder Entzündung, also sehr verschieden. Die sogenannte Zertheilung dieser Inflammation, oder die Rückbildung des entzündeten Irisgewebes zum Normalzustande, kommt nicht sehr häufig und in sehr verschiedenen Abstufungen vor, auf deren nähere Beschreibung wir später wieder zurückkommen werden. Sehr häufig ist dagegen der Ausgang in entzündliches Exsudat, welcher Vorgang sehr viele pathologische, näher zu erörternde Variationen zeigt; seltener, jedoch oft genug, wird die völlige Zerstörung des Irisgewebes durch die Entzündung beobachtet.

Die Ursachen der Iritis sind entweder äussere oder innere; zu den ersteren gehören vorzüglich die traumatischen, z. B. Verwundungen des Bulbus; zu den zweiten die Dyscrasieen. Wie diese Dyscrasieen die Krankheit erzeugen, darüber herrscht noch grosses Dunkel. Wir kennen die Bedingungen nicht unter welchen die in den Säften liegende allgemeine Krankheitsursache sich lokalisirt; vielleicht, dass die eine oder die andere Dyscrasie in einer gewissen Beziehung zum Irisparenchym steht. In diesen Fällen entsteht aber die Krankheit nicht von selbst, sondern nur dann, wenn Gelegenheitsursachen auf den gesammten Körper oder auf die Augen einwirken, wenn z. B. Sonnenhitze, Wind, Rauch, Staub, rauhe Witterung, fortgesetzte, das Sehvermögen anstrengende Arbeiten ihre schlimmen Einflüsse ausübten. Auch hier wiederholt sich sonach das allgemeine Gesetz der Pathogenie, nach welchem alle Krankheitsprocesse in einer Veränderung der normalen Lebenserscheinungen thierischer Theile durch abnorme Einwirkungen auf sie bestehen.

Sehr wichtig ist die Disposition zu dieser Krankheit. Sie kommt in höherem oder niederem Grade vor. Ich habe dieselbe in zwei Familien entschieden ausgeprägt beobachtet. In dem einen Falle wurden zwei Kinder (sie waren sehr skrophulös) schon in den ersten Lebensjahren von Iritis befallen. Das eine noch lebende, ein Mädchen von jetzt zehn Jahren, trägt in Folge dieser Krankheit rechts eine fast complete Synizesis pupillae, links eine incomplete mit partieller Synechia posterior und plastischer Linsenkapselverdunkelung. Das zweite Kind, auch ein Mädchen, erblindete in Folge dieser Krankheit schon zu Ende des ersten Lebensjahres durch gänzliche Verschliessung der Pupille und Metamorphose des Irisparenchym's. Die Farbe der Iris war bei diesen Geschwistern braun. In einer zweiten Familie beobachtete man bei einer Schwester Iritis, die in Encephalitis überging und den Tod herbeiführte; bei ihrem jüngern Bruder Iritis auf beiden Augen, die beseitigt ward, bei dem ältern Bruder derselben Iritis auf der rechten Seite, die in Synizesis pupillae und später in Cirsophthalmos überging; auf dem linken Auge entstand einige Jahre nachher Choroideitis, die mit vollkommner Erblindung endigte. Die Farbe der Iris war bei sämmtlichen Geschwistern blau.

Worin das Wesen der Disposition zur Entzündung der Iris besteht, ist nicht erörtert; höchst wahrscheinlich ist es jedoch, dass hierbei das Gefässsystem dieses Organs die grösste Rolle spielt.

Etwas Bestimmtes lässt sich darüber nicht sagen, ob, wie einige Aerzte behaupten, braune Augen mehr zur Iritis geneigt sind, als blaue. Eine mit Colobom behaftete Iris habe ich noch nie an einer Entzündung leiden gesehen. Ich habe beobachtet, dass sie bei Männern öfter vorkommt als bei Weibern; höchstwahrscheinlich wirken bei Männern die zur Iritis disponirenden Ursachen, z. B. Arbeiten am Feuer, häufiger ein, als bei Frauen; selten kommt Iritis im Kindes- und Knabenalter, häufiger in vorgerückten Jahren. Weitere statistische Notizen über alle diese Verhältnisse sind sehr wünschenswerth; sie mangeln fast gänzlich. Epidemisch herrschend habe ich die Iritis nie gesehen, obgleich ich wohl bisweilen im Frühjahr oder Herbst bei Nordostwinden und trockner, kalter Luft zu gleicher Zeit bei mehrern Personen Iritis entstehen sah.

Gegen das Ende exanthematischer Krankheiten kommt nicht so ganz selten die Iritis vor, ich möchte dieses Leiden aber dann nicht für ein Exanthem des Auges erklären. Exantheme entstehen bekanntlich auf der Haut und befallen ziemlich oft bei ihrem Entstehen gleichzeitig die Schleimhäute, selten dagegen gegen das Ende ihres Verlaufes seröse Häute. Diese Affectionen sind aber nicht sowohl Exantheme, sondern vielmehr consensuelle Entzündungen oder entzündliche Reizungen, obgleich man nicht läugnen kann, dass beim Verlauf eines Exanthems die Schleimhäute ein exanthematisches Aussehen annehmen können. Weniger gilt dies von den serösen Häuten, besonders von der der Iris; wenn diese gegen das Ende eines typhösen, Pocken-, Scharlach- oder Masernfiebers angegriffen wird, so endet sich diese Affection mit einer plastischen oder eiterartigen Ausschwitzung. (Vergl. Anatomisch-pathologische Untersuchungen hierüber in den Klinischen Darstellungen, Theil I. Tab. VIII. Fig. 3.)

Sodann ist es gewiss, dass die Iritis öfters nach Typhus, nach wahren Blattern, Scharlachfieber und Masern vorkommt, aber diese entsteht dann gegen das Ende der genannten Krankheiten, und zwar unter der Form einer serösen, purulenten, und kann nicht metastatisch genannt werden, wenn man unter Metastase eine Wanderung des Uebels von einem Organ zum andern versteht, wobei die ursprüngliche Krankheit aufhört.

Sehr häufig ist die Iritis das letzte Glied einer langen Kette von Leiden, was sich besonders bei alten arthritischen, scrophulösen, inveterirt syphilitischen und Unterleibs-Kranken zeigt, eine Bemerkung, die für die erfolgreiche Behandlung solcher Fälle von der allergrössten Wichtigkeit ist.

Die Iritis hat ihren Sitz entweder ursprünglich nur in der Iris, und verharrt in ihr, oder die Entzündung ging durch Uebergang von einem anderen Theile des

Auges auf die Iris über, was wegen ihrer engen Verbindung mit derselben, z. B. dem Orbiculus ciliaris, der innern serösen Fläche der Cornea, leicht geschieht, oder die Iritis entstand durch Metastase eines Krankheitsstoffes von einem andern Theile des Körpers auf die Regenbogenhaut. Im ersteren Falle wird sie primäre oder idiopathische, in dem letztern sekundäre oder symptomatische genannt. Daraus entstehen mehrere Arten und Complicationen der Iritis. Die Iritis kann ferner die ganze Regenbogenhaut oder nur einen Theil der Iris, die gesunde oder eine durch Entzündung schon umgeänderte Iris ergreifen, woher dann die totale und partielle, die einfache und complicirte Iritis ihren Namen haben.

Den Sitz der Iritis betreffend, so kann derselbe die vordere oder hintere seröse Haut des in Rede stehenden Organ's sein, woraus zwei Arten der serösen Iritis, die vordere und hintere, entstehen (*Iritis serosa anterior et posterior*). Es kann sich aber auch die Entzündung in dem Parenchym des Organ's selbst bilden (*Iritis parenchymatosa*). Nicht selten entzünden sich alle Theile der Iris, ihre serösen Flächen wie ihr Gewebe, zugleich oder rasch nach einander. Es verhält sich sonach mit der Entzündung der Iris ganz so, wie mit der Inflammation der Lungen. Wie sich durch das Stethoskop auf das Bestimmteste die Pleuritis, die Peripneumonie und Pneumonie mit ihren verschiedenen Stadien und Ausgängen unterscheiden lässt, so vermag die Untersuchung durch die Lupe die Iritis serosa und parenchymatosa mit ihren verschiedenen Arten bestimmt darzuthun.

Die Iritis macht gern Recidive besonders bei schnellem Witterungswechsel. Man bemerkt dieses häufig gegen Ende der Krankheit, wenn die Symptome schon nachlassen. Eine solche rückfällige Krankheit ist für das Sehvermögen höchst gefährlich, zerstört und verändert die Struktur der Iris schneller als die chronische Entzündung.

Diese Neigung zu Recidiven hängt nicht selten von den Ursachen dieses Uebels, von den Dyscrasieen ab, steht aber auch häufig mit Zufälligkeiten in Verbindung. Intermissionen dieser Krankheit kommen ebenfalls vor.

Iritis aus inneren Ursachen dürfte im linken Auge häufiger vorkommen und heftiger und hartnäckiger sein als im rechten, neigt auch mehr zu Rückfällen. Die Ursache davon scheint zum Theil in dem Ursprunge der *Carotis sinistra* aus dem Aortenbogen zu liegen, wodurch sie das Blut mit mehr Schnelligkeit und Gewalt nach dem linken Auge fortbewegt, als die aus der *Subclavia* entspringende rechte *Carotis;* zum Theil aber scheint das linke Auge mit andern Organen der linken Seite, z. B. dem Ovarium, eine grössere Disposition zur Entzündung zu theilen. Zuverlässige numerische Beobachtungen fehlen auch über diesen Punkt noch gänzlich.

Selten geht die Iritis von einem Auge zum andern über; noch seltner entsteht sie auf beiden zugleich, doch kommen beide Fälle vor. Das Erstere habe ich mehrere Male dann beobachtet, wenn ein Auge lange Zeit hindurch von einer Iritis, Keratitis, oder sonst einem chronischen Leiden heimgesucht worden war, oder wenn ein Auge lange Zeit zufällig oder durch eine Operation traumatisch gelitten hatte. In solchen Fällen entsteht leicht eine zu plastischen Exsudaten an den Pupillarrändern geneigte chronische Iritis. Ein solches Leiden entgeht oft der Aufmerksamkeit des Arztes, weil man sich mit dem alten Dogma der sympathischen Reizung so gern begnügte und desshalb eine nähere Untersuchung versäumte. Ein Blick mit der Lupe in ein solches Auge zeigt nur zu häufig eine zur Exsudation vorgeschrittene partielle chronische Iritis.

Die Iritis ist bei Einäugigen gefährlicher als bei Menschen mit ganz gesunden Augen. Man sieht oft die Iritis bei solchen, die auf einem Auge durch diese Krankheit bereits erblindet sind, sehr schnell einen üblen Ausgang nehmen, nämlich in Synizesis, oder in Synechia, in Hypopyme, Verschwärung der Cornea und in Atrophia bulbi. Doch habe ich auch Fälle dieser Art beobachtet, die einen guten Ausgang nahmen. Hier schien mit dem Verluste des einen Auges die ganze Macht der Dyscrasie sich erschöpft zu haben. Ich möchte diese Fälle denen vergleichen, wo die Cataractoperation an einem Auge durch eine dyscratische Entzündung mit Collapsus bulbi endigte, während sie an dem zweiten Auge nicht besser als an dem ersten vollzogen den schönsten Erfolg gewährte.

Eine wahre und akute Iritis wird in der Regel leicht erkannt; schwieriger ist die Diagnose bei geringerem Grade der Entzündung, oder bei langwierigem schleichendem Verlauf; oft wird sie leider ganz übersehen, wenn die Entzündung nur sehr schwach ist. Ein solches Versehen hat die traurigsten Folgen, und es ist oft geschehen und geschieht noch täglich, dass eine chronische Iritis für nervöse Schwachsichtigkeit gehalten wird. Immer gelingt mit bewaffnetem Auge die hier so nöthige Diagnose, während das Uebel unerkannt bleibt, wenn die Untersuchung mit bewaffnetem Auge versäumt wird.

Aus dem verschiedenen Sitze und Grade, aus dem Wesen der Entzündung, nach ihren verschiedenen Ursachen, aus dem Alter, Geschlecht und der Körperbeschaffenheit des Kranken entspringen viele Verschiedenheiten der Iritis, welche alle man unterscheiden kann und muss. Die zahlreichsten Verschiedenheiten geben die Grade der Krankheit, welche zwischen einer blossen Blutüberfüllung der Gefässe der Iris und ihrer akuten Entzündung liegen. Es ist diese Diagnose zwar schwierig, aber durchaus nöthig, sowohl für das Fortschreiten unserer Kunst, als für das Beste des Kranken. Die Unterscheidung wird möglich durch die genaue Beobachtung der

Zeichen, welche im Auge und dessen Umgebung vorkommen, und durch die Anamnese, welche man leicht von dem Kranken oder seiner Umgebung erfahren kann. Denn jede Iritis, mag sie leicht oder heftig sein, hat ihre ganz bestimmten und eigenthümlichen Zeichen, welche der Augenarzt mit aller Schärfe seines Blickes zu erforschen suchen muss.

Es ist dabei nothwendig darauf aufmerksam zu machen, wie sich die Zeichen der Iritis an den allgemeinen Zeichen jeder andern Entzündung, namentlich in den Cardinalerscheinungen, Röthe, Hitze, Schmerz, Geschwulst wiederholen, und nur nach der Eigenthümlichkeit des Organs, in dem der pathologische Vorgang sich bildet, sich modificiren. Dieses wird sich im Verlaufe der Abhandlung von selbst mehr und mehr herausstellen.

Zur Symptomatologie der Iritis gehören sowohl Zeichen, die in der Iris selbst und in anderen Theilen des Auges vorkommen, als solche Krankheitserscheinungen, die nach den Gesetzen der Sympathie des ergriffenen Organes mit anderen Körpertheilen entspringen. Die ersteren Symptome sind entweder objektive oder subjektive. Die objektiven sind: Veränderungen der Farbe, des Glanzes, der Lage der Iris, ferner krankhafte Ausschwitzungen auf der vorderen und hinteren Fläche und in dem Parenchym der Iris, Veränderung der Pupille und der Bewegung derselben, Blutanhäufung im *Circulus venosus*, Röthe der Conjunctiva, und stärkere oder geringere Augenlider-Entzündung. Alle diese objektiven Zeichen gehören zwar pathognomonisch der auf die Iris allein beschränkten Entzündung an, sie können aber zu einer grossen Menge sich steigern, wenn man auf alle Symptome Rücksicht nimmt, welche eine complicirte Iritis begleiten, d. h. bei solchen pathologischen Zuständen, wo mit der Iris zugleich das Strahlenband, die Strahlenfortsätze, die Linsenkapsel, der Faltenkranz, die Choroidea, Retina, Sclerotica und Cornea von der Entzündung ergriffen werden. Von diesen Erscheinungen wird im dritten Buche ausführlich die Rede sein. Als subjektive Symptome sind Lichtscheu, Schmerz im Auge (der Kranke nennt ihn gewöhnlich Schmerz in der Pupille) und Gesichtstäuschungen mancher Art zu nennen.

Alles dieses ist nun genauer zu untersuchen. Zu den pathognomonischen Zeichen der Iritis ist zunächst die veränderte Farbe der Iris zu zählen. Durch die Entzündung wird die natürliche Farbe der Iris geändert, z. B. eine hellblaue Iris wird lebhaft grün, und eine braune Farbe wird bei der Entzündung bald in das hellere, bald in das dunklere Roth übergehen. (Vergl. *De Iritide*, Tab. I. 1. 4. 7. 8. Tab. II. 5. 6.)

Ausser diesen Veränderungen der Farbe verschwindet der der gesunden Iris eigene Glanz, und ihre schöne und eigenthümliche Struktur wird bei der Iritis verwischt, bisweilen ganz aufgehoben. Diese Umänderungen der entzündeten Iris werden bei der Vergleichung des gesunden Bulbus mit dem kranken leicht sichtbar; sie fangen an dem Pupillarrande der Iris, der sich gleichzeitig mit der Veränderung seiner Farbe meistens etwas verdichtet, an, und gehen allmählig bis auf den Ciliarrand über. Nie aber beobachten wir im Verlauf dieser Krankheit den eigentlichen Rand der Pupille allein ergriffen.

Als Ursachen der veränderten Farbe und des veränderten Glanzes der Iritis lässt sich die krankhafte Anhäufung und Circulation des Blutes in den erweiterten Gefässen des Parenchym's der Iris, und eine durch die Entzündung veränderte Beschaffenheit der Blutkügelchen und des Blutes selbst ansehen. Die Haargefässe der Iris sind, wie in jedem entzündeten Organ so auch bei der Iritis, erweitert, ihr Durchmesser ist grösser, ihr Lumen ist mit metamorphosirtem Blute erfüllt; nach den neuesten Untersuchungen (Vergl. über die Entzündung und ihre Ausgänge R. Wagner's Handwörterbuch der Physiologie B. 2. S. 314) ist die Menge der rothen Blutkörperchen im Verhältnisse zu den ungefärbten oder anders gefärbten Theilen des umgebenden Parenchym's grösser als gewöhnlich; und ausserdem ist noch die Auflösung des Blutfarbestoffes bemerkenswerth, der sich in das Parenchym der Iris infiltrirt, oder an den Blutkörperchen haftend mit diesen als Extravasat sich in das Gewebe ablagert. Dazu kommt nun, dass sich die Ausscheidung jenes Pigmentes, welchem die gesunde Iris ihre normale Farbe verdankt, quantitativ und qualitativ verändert. Das charakteristisch bei allen Entzündungen angenommene Zeichen der Entzündung, die Röthe, modificirt sich also bei der Iris zur Farbenveränderung.

Wie die Farbe, so ändert sich bei der Entzündung die Lage des in Rede stehenden Organs; jedoch wie wir gleich sehen werden nur scheinbar. Die entzündete Iris verliert ihr trichterförmiges Zurückweichen gegen die Pupille zu, und tritt mehr gegen die hintere Fläche der Cornea vor. Diese scheinbare Veränderung der Lage hängt ebenfalls von der Anhäufung des durch die Entzündung veränderten Blutes in den erweiterten Gefässen und von dem dadurch entstehenden krankhaften Turgos derselben ab. Wie bei jeder Entzündung, so folgt auch bei der Iritis auf die anfängliche Contraction der Haargefässe, die mit raschen Strömungen des Blutes verbunden zu seyn pfleget, eine Erweiterung derselben; sobald diese geschehen ist, wird dann der Blutlauf langsamer, unregelmässig, oscillirend, endlich tritt Stase ein, Erscheinungen, die nothwendig mit anhaltender Volumvermehrung verbunden seyn müssen, und die wesentlich der Entzündung angehören, und bei der blossen Congestion als solche nur vorübergehend vorhanden sind. Sonach wird eigentlich nicht die Lage der Iris geändert, sondern das Parenchym der Iris schwillt nur, und nimmt dadurch eine andere Form an. Eine so entzündete und angeschwollene Iris giebt oft dem Auge das Ansehen, als schiele dasselbe; es ändert sich der Blick desselben, und zwar desshalb, weil durch die Anschwellung der Iris in dem entzündeten Auge die parallele Lage beider Regenbogenhäute verrückt ist, eine Ursache leichter Grade des Schielens bei innern Augenleiden, die man bisher noch nicht beachtet hat, die jedoch auch bei leichten vordern Synechien der Iris dieselben Phänomene herbeiführt.

Zu Anfang der Iritis leidet bisweilen die Absonderung des Humor aqueus durch den krankhaften Zustand des Absonderungsorganes, der vordern serösen Fläche; oft erscheint er trüber und reichlicher als im gesunden Zustande, wodurch nicht selten leichte Trübungen der Cornea sich zeigen und diese Membran sich stark spannt; dieser pathologische Zustand ist noch wenig erforscht, und verdient in hohem Grade die Aufmerksamkeit der Aerzte. Wer die Entleerung des Humor aqueus in solchen Fällen der Iritis übt, sollte es nicht versäumen, denselben mikroskopisch untersuchen zu lassen, eine Untersuchung die wohl im Stande seyn dürfte, unsere noch sehr mangelhafte pathologische Kenntniss über diesen Gegenstand zu fördern. Solche Forschungen würden aber auch für die gesammte Pathologie des serösen Systems in comparativ-pathologischer Hinsicht förderlich seyn. Dasselbe ist hinsichtlich einer chemischen Untersuchung des pathologisch veränderten Humor aqueus zu wünschen.

Das Pigment der Iris verändert sich, wie bereits oben erwähnt worden, bei jeder Entzündung derselben, wird entweder zu reichlich, oder zu sparsam, oder krankhaft abgesondert. Durch die Absonderung einer geringeren Menge Pigment's entsteht eine blässere Farbe der Iris und eine damit verbundene, dem Schielen sich nähernde Veränderung des Blickes; durch zu viel Pigment wird die Farbe der Iris dunkel und gesättigt. Hierher gehört ferner das Vorkommen von dunkelschwarzen

Flecken nach lang anhaltender Iritis in dem Parenchyme dieses Organ's in Folge starker Pigmentabsonderung auf einer Stelle. Diese Flecken, in Folge vermehrter Pigmentabsonderung entstanden, liegen bald im Circulus medius, bald im Circulus ciliaris, und sind von sehr verschiedener Gestalt, bald eckig, bald oval, sehr selten ganz rund. Befinden sie sich im Circulus ciliaris, so ganz nahe dem Orbiculus ciliaris gleich hinter dem Hornhautrande, so sind sie wohl die Veranlassung zu der Ansicht geworden, dass in Folge der Entzündung durch gesteigerte Resorption ein Theil der Iris verschwunden, und eine neue Pupille entstanden sey. Ich sage Ansicht, da das Vorkommen solcher neuen Pupillen ohne staphylomatöse Metamorphose durch anatomisch-pathologische Untersuchungen zur Zeit noch nicht erwiesen ist, die einzige Bedingung zu ihrer wissenschaftlich begründeten Annahme. Das Aussehen und die Gestalt der Iris kann sich auch in der Art ändern, dass in Folge starker Pigmentablagerungen Hervorragungen verschiedener Form auf der vordern Fläche des Organs entstehen; endlich ist noch zu erinnern, dass durch die Entzündung die Natur des Pigments geändert wird, wodurch natürlich auch die Farbe desselben modificirt erscheint. Gründliche Untersuchungen über diesen Gegenstand, der nur auf dem Weg anatomisch-pathologischer Forschungen, vorzüglich mit Hülfe des Mikroskops, Aufklärung erhalten kann, fehlen noch gänzlich. (*Iridallochrosis.*) Nach den verschiedenen Graden und Stadien der Iritis, und nach ihren verschiedenen Ursachen sind jene Erscheinungen mehr oder weniger auffallend. Sie kommen aber auch schon bei Congestionen vor. Ich habe bei stärkeren und anhaltenden Congestionen nach der Iris, die sich der Entzündung näherten, nicht selten im mittleren Ringe der Iris eine so reichliche Absonderung von gelbem Pigment beobachtet, dass er wie ein erhabener Stern hervorragte und wie ein Kranz auf die

Pupille aufgeheftet erschien; ein Vorkommen das bisher den Beobachtern entgangen ist. Eine gelungene Abbildung dieses Zustandes befindet sich in Fig. 6 der Tab. I. der Schrift *De Iritide*.

Sodann habe ich öfters, besonders bei braunen Augen, in Folge anhaltender Congestionen, eine so reichliche Absonderung des Pigments in der ganzen Ausdehnung der Iris beobachtet, dass die vordere Fläche wie mit einer Menge glänzenden Pulvers bestreut aussah, und einen wunderbaren Anblick gewährte. Alle diese hier nur angedeuteten, aber höchst wichtigen pathologischen Erscheinungen entgehen zum grössten Theile der Beobachtung, wenn man sich der Loupe nicht bedient. Sie werden aber durch diese sehr leicht erkannt.

Zu den pathognomonischen Zeichen der Iritis gehören vor Allem krankhafte Sekretionen, welche entweder plastisch, oder plastisch-eiterig oder blutig sind. Diese pathologischen Vorgänge erfordern eine nähere Schilderung, und lassen sich ebenfalls ohne Benutzung der Loupe nicht genau und gründlich studiren.

Die Absonderung sogenannter plastischer oder gerinnbarer Lymphe, kommt auf der vorderen und hinteren Fläche der Iris und im Parenchyme derselben vor; sie ist der Integrität der Iris sehr gefährlich; denn obgleich sie gleich nach der Ausscheidung aus den Blutgefässen durchsichtig ist, wird sie doch bald, wenn sie nicht sogleich wieder aufgesaugt wird, dicht und undurchsichtig und zähe, und nimmt verschiedene Färbungen an. Hieraus entstehen mancherlei Strukturveränderungen. Beobachtet man den lymphatischen Absonderungsact genauer, so gewahrt man, dass die Lymphe, welche an der vorderen Fläche der Iris abgesondert wird, bald in grösserer, bald in geringerer Menge in Form von kleinen durchsichtigen Tropfen meist nach der Lage der Blutgefässe hervorquillt, und dass dieses bald auf der ganzen Iris, bald nur auf einem Theile derselben stattfindet. Je geringer die Menge der abgesonderten plastischen Lymphe ist, desto schneller nimmt sie eine zähe Beschaffenheit an, die selten durch die Aufsaugung ganz verschwindet; sie verliert sehr bald ihre Durchsichtigkeit, wird undurchscheinend und bildet endlich eine weisse, oder weisslich bläuliche Decke. Wird eine grössere Menge plastischer Lymphe ausgeschieden, so verdichtet sie sich langsamer und schwerer, und öfters habe ich beobachtet, dass wenn solche plastische Lymphe die ganze vordere Augenkammer erfüllte, dieselbe mehrere Wochen, ja Monate hindurch einen ziemlichen Grad von Durchsichtigkeit behielt. Diese in grösserer Menge stattfindende lymphatische Ausschwitzung unterscheidet sich mannichfach von jener lymphatischen Flächenentzündung der Iris.

Eine solche lymphatische, die vordere Augenkammer ausfüllende Masse hängt nicht immer innig mit der vordern serösen Fläche der Iris zusammen, wie dieses bei anderen serösen Häuten, z. B. auf dem Peritonaeum oder auf der Pleura beobachtet wird; höchst wahrscheinlich ist die Ursache hiervon der zwischen dem Secret und der Iris befindliche Humor aqueus, (eine Abbildung in der Schrift *De Iritide* Tab. I. Fig. I.) der wohl auch die Mitursache der länger anhaltenden Pellucidität seyn dürfte. Wir sagen Mitursache, weil wir der Ansicht sind, dass die in grösserer Menge in der vordern Augenkammer stattfindende Ausschwitzung wohl auch ihrer organischen Beschaffenheit nach nicht rein lymphatischer Natur seyn dürfte, sondern zu den lymphatisch-adiposen Ausschwizzungen gehört, denen wir auf dem Peritonaeum nicht selten begegnen. Die verdichtete plastische Lymphe erleidet längere oder kürzere Zeit nach ihrer Aussonderung verschiedenartige Metamorphosen; sie ist nicht todt, sie hat vielmehr Vitalität, wenn auch eine pathologische; neugebildete Blutgefässe zeigen sich nicht selten in ihr.

Dieses geschieht im Auge, wie das in anderen entzündeten Organen ebenfalls der Fall zu seyn pflegt, im zweiten Stadium der Entzündung, in dem der Exsudation. Ich habe vermittelst der Loupe auf das bestimmteste wahrgenommen, wenn ich solche Fälle täglich untersuchte, dass sich die Gefässe nach und nach aus einzelnen rothen Punkten hervorbildeten, die anfangs getrennt erschienen, jedoch später zusammenrückten und sich verbanden, und so neue Blutgefässe bildeten, die anfangs als einzelne Aeste erschienen, sich sodann abzweigten, später viele Ramificationen zeigten, und endlich sich mit den primitiven normalen Gefässen verbanden. Diese neue Gefässbildung im Exsudationsstadium bei beginnender Erweichung der serösen Gewebe ist von der scheinbaren neuen Gefässbildung zu unterscheiden, die man zu Anfang der parenchymatosen Iritis erkennen kann. Abbildungen, welche den Vorgang beider pathologischer Zustände verdeutlichen sind auf Tab. I. in Fig. I. und IV. in meiner Schrift *De Iritide* zu sehen. An einzelnen Stellen der lymphatischen Masse fängt hierauf die Absonderung einzelner schwarzer Punkte an, welche fälschlich, weil sich in ihrer Nähe kleine Blutgefässe nachweisen lassen, für Theilchen des abgelösten Pigments der Uvea gehalten werden; auch gelb gefärbte Stoffe werden nicht selten in der coagulirten Lymphe beobachtet, und zwar noch reichlicher als die schwarzen; so dass oft die ganze Lymphmasse gelblich oder gelb erscheint. Diese Farbenveränderungen der ausgeschwitzten plastischen Lymphe bemerken wir besonders auf der vorderen Fläche der Iris; wird sie im Parenchym ausgeschwitzt, so ist sie von dunklerer Farbe; wovon weiter unten. Die plastische Lymphe, welche auf der vorderen Fläche der Iris abgesondert wird, nimmt verschiedene Formen an nach den verschiedenen Stellen der Iris. So entstehen nicht selten am Pupillarrande Knötchen in unregelmässiger Lage, oder wohl auch in einer gewissen Ordnung; ich habe solche regelmässige Lagerungen gar nicht selten beobachtet, und es gleichen sich diese Fälle wie ein Ey dem andern, so dass ich bei der Beobachtung derselben wahrhaft erstaunt war; sie erwecken die Ansicht, dass im Auge ein von anatomischen Verhältnissen abhängiger pathologischer Typus mehr vorwaltet als in andern Organen. Fäden, welche von den Pupillarrändern oder von der vorderen oder hinteren Oberfläche der Iris ausgehen, und diese Theile unter einander, oder mit der Hornhaut oder mit der Linsenkapsel verbinden, (eine Abbildung in der Schrift *De Iritide* Tab. I. Fig. II.) kommen auch nicht selten vor. Von der Zahl, Stärke und Länge dieser Fäden hängen die verschiedenen Arten von Synechien ab. Manchmal nimmt die plastische Lymphe die Gestalt eines Netzes von verschiedener Dicke und Form an, was besonders in der Gegend der Pupille vorkommt. Solche netzartige Ausschwitzungen gestalten sich selbst membranenartig, lagern zwischen Iris und der hintern Fläche der Cornea, und ähneln der Membrana pupillaris. In den klinischen Darstellungen I. XIV. 24. habe ich einen solchen Fall abgebildet; die Ausschwitzung entspringt mit vielen Fäden und von allen Punkten des Margo ciliaris aus und vereinigen sich in einem runden Centraltheile, der gerade an der Pupille liegt. Endlich wird nicht selten, besonders bei chronischer Uveitis mit gleichzeitiger Iritis, eine in dreieckiger Form ausgeschwitzte plastische Lymphe beobachtet, welche, wenn sie in grösserer Anzahl vorkommt, und das ist nicht selten der Fall, sich am Margo ciliaris Iridis und gegen den Pupillenrand hin und über diesen hinaus in die Pupille mit der Spitze aus begiebt, diese dann überdeckt, und die Iris mit der Linsenkapsel krankhaft verbindet (Tab. II. 6. 7.) Es ist von Wichtigkeit, diese bisher nicht gekannte und beschriebene Art der Ausschwitzungen genau zu prüfen, die in ihren verschiedenen Formen sehr naturgetreu und in vergrössertem Maasstabe Tab. II. Fig. 6. und 7. in der Schrift *De Iritide* abgebildet ist. Man wird unwillkührlich bei der Betrachtung dieser eigenthümlichen Form pathologischer Ausschwitzung an die vielbesprochene Gestalt des Pterygiums erinnert, und ich möchte desshalb dieselbe Pterygium Iridis nennen.

Die lymphatische Ausschwitzung auf der Uvea oder zwischen ihr und der Linsenkapsel, sonach die lymphatische Ausschwitzung in der hinteren Augenkammer, verursacht beinahe immer Verwachsung zwischen Uvea und der vordern Linsenkapselwand (Synechia posterior), welche, wenn sie sich auf einzelne Theile des Organs beschränkt, partiell ist, bei grösserer Menge der Lymphe aber complet wird. Den ersten Fall erkennt man ohne künstliche Erweiterung der Pupille selten, da diese gewöhnlich ihre regelmässige Gestalt behält; es kommen jedoch auch hier Ausnahmen vor, und das geübte oder bewaffnete Auge des Arztes kann wohl selbst die Stelle der partiellen hintern Synechie auf der dieser entsprechenden vordern Seite der Iris in der hier vorhandenen Glanzlosigkeit, oder Farbenänderung, oder parenchymatösen Verdickung erkennen, oder doch mit ziemlicher Gewissheit vermuthen. Die complete hintere Synechie charakterisiren vorzüglich Unbeweglichkeit der Pupille, und eine auf diese Synechia erfolgende Catarakt. Manchmal erstreckt sich die Ausschwitzung der plastischen Lymphe nach den Ciliarfortsätzen und nach der Choroidea hin und dann ist der Theil des Auges, den man die hintere Augenkammer nennt, mit dieser Masse angefüllt. Ich habe öfters solche Augen secirt. Bei diesen Untersuchungen war mein Augenmerk vorzüglich auf die Farbe dieses Exsudats, und auf manche andere Vorkommenheit gerichtet. Die Farbe desselben, es mochte in grösserer oder geringer Menge vorhanden seyn, war meistens bläulich weiss, bisweilen gelblich weiss; nicht selten sah ich in ihm kleine schwarze Punkte. Diese schwarzen Exsudate, die so viele Augenärzte für von der Uvea losgelöstes Pigment halten, ist kein solches, sondern eine krankhafte Absonderung, die im Auge bei krankhaften Vorgängen sich nicht so selten auch auf der Linsenkapsel, auf der Sclerotica, selbst auch auf der Conjunctiva Scleroticae bildet; sie ist es, die als Entzündungsproduct die Cataracta arborescens s. choroidealis bildet. Wäre sie von der Uvea losgelöstes Pigment, so setzte dieses die Berstung der die Uvea überkleidenden serösen Haut (vgl. das erste Buch) voraus, ohne die ein Vortreten eines Theils des Uvealpigmentes nicht zu denken ist, und ein solches Bersten habe ich in diesen Fällen bei der genausten pathologischen Untersuchung, selbst wenn sie mit der Loupe angestellt ward, nicht beobachten können; dazu kam, dass zwischen dem schwarzen Exsudate, das sich auch hinsichtlich der Form vom losgelösten und sonach kranken Uvealpigment unterscheidet, und der unversehrten serösen Haut der Uvea weissblaues Exsudat sich befand, das also nicht blos das mechanische Medium bildete, in dem das schwarze Exsudat lag, sondern den organischen Heerd, in dem der schwarze Stoff abgesondert ward.

In andern Augen fand ich zu wiederholten Malen das Exsudat so organisch verändert, dass die hintere Fläche der sehr metamorphosirten Iris auf das Festeste mit der undurchsichtigen verdickten Linsenkapsel zusammenhing; selbst bei grosser Sorgfalt war es unmöglich, diese organisch innig verbundenen Theile einzeln zu isoliren; sie bildeten ein untrennbares Conglomerat, das sich bei einiger Gewalt zwar trennen, aber nicht präpariren liess. Ich gedenke die Abbildung dieser höchst wichtigen Untersuchung mit genauer und ausführlicher Beschreibung in einem Supplementbande meiner klinischen Darstellungen zu geben; hier müssen diese Andeutungen genügen (vgl. Klinische Darstellungen Theil I. Tab. VI. Fig. 3. 12. Tab. XII. Fig. 26. 30. 31.)

Der Beachtung und genaueren Prüfung werth sind die lymphatischen Ausschwitzungen in dem Gewebe der Iris selbst. Wenn in dem Gewebe der Iris selbst plastische Lymphe ausgeschwitzt wird, so geschieht dieses besonders in dem Ciliar- und Pupillar-Ringe, seltner in dem mittleren Kreise. Die Iris schwillt dann an, besonders nach dem Pupillarrand hin und nach dem Circulus arteriosus Iridis minor zu, und nähert sich so der hinteren Fläche der Cornea. In auffallender Weise verändert sich Form und Farbe der äusseren Fläche der Iris, ihr lebendiges und bewegliches Aussehen verschwindet, sie erscheint wie leblos; ihre Farben sind nun aus gelb, schwarz und weiss, oder aus braun und roth gemischt, und wenn man eine solche krankhafte Iris genauer mit Hülfe der Loupe untersucht, so zeigt sie sich verdickt und von unregelmässiger Oberfläche. Die in das Parenchym der Iris ausgeschwitzte plastische Lymphe hat unregelmässige Gestaltungen, bald die Form von schmutzigen Tröpfchen, bald die von Knötchen; sie bilden verschiedene Formen nach der Natur und dem Ursprung der Iritis. Was ältere Systematiker Iridauxesis nannten, bezeichnet trefflich den in Rede stehenden pathologischen Zustand der Iris. (Vrgl. Abbildungen davon in den klinischen Darstellungen Theil I. Tab. XV.)

Fälschlich wird von einigen Aerzten behauptet, nie folge Eiterung auf Iritis, ihre Heftigkeit und ihr Ausgang sei welcher er wolle, denn nicht selten erscheint nach Iritis eine Ausschwitzung von Eiter. Dieser Ausgang der Iritis pflegt besonders nach Wunden der Iris und Hornhaut, so wie nach heftigen Erschütterungen des ganzen Bulbus zu entstehen. Zuweilen wird sie auch bei arthritischer Iritis beobachtet, ist aber seltner die Folge der Iritis allein, als vielmehr die einer theilweisen oder completen Entzündung des Bulbus. Die eiterige Ausschwitzung zeigt sich dann entweder als Hypopyon, oder, was seltner ist, als Abscess der Iris, welcher sich gewöhnlich in der vorderen Augenkammer öffnet. Ueber die Art, wie Vereiterung der Iris bei Entzündung derselben vor sich geht, habe ich Folgendes beobachtet.

Die Eiterabsonderung pflegt plötzlich zu Stande zu kommen, und nicht selten gerade dann, wenn die Krankheit nachzulassen scheint; ich habe es fast immer gegen die Nacht hin beobachtet, welche dann schlaflos, oder mit vermehrten Schmerzen hingebracht wurde. Irrthümlich ist die Ansicht, dass sich der Eiter sogleich von Anfang als Hypopyon darstelle, vielmehr fängt die Eiterung mit einzelnen Flocken am inneren unteren Theil der Iris an, die Flocken gehen von der serösen Haut der Iris aus und lösen sich in der wässrigen Feuchtigkeit auf, woher diese trüb erscheint. Nimmt dann die Absonderung des Eiters zu, so füllt er den Grund der vorderen Augenkammer in höherem oder geringerem Grade an, und es entsteht das Hypopyon. Leider kennen wenige Aerzte die Zeichen des entstehenden Hypopyon, welche nur durch eine genaue Untersuchung der entzündeten Iris vermöge der Loupe erkannt werden können. Manchmal entstehen zugleich mit dem Hypopyon, oder folgen bald darauf Vereiterung der Cornea und Onyx. Dies ist ein sehr gefährliches Uebel, durch das die Cornea zerstört wird, so dass die Augenfeuchtigkeiten ausfliessen, und durch ein darauf folgendes Staphylom unheilbare Blindheit entsteht. Bisweilen lagert das eiterige Exsudat compact in der Augenkammer; das deutet immer etwas Schlimmes an, dass nämlich der Eiter fest an die Cornea adhärirt; es erfolgen darauf immer Synechien.

Eine andere Art von Vereiterung, welche im Verlaufe der Iritis vorkommt, ist Bildung eines Abscesses im

Parenchym der Iris (*Iridoncosis.*) Sie wird bei der partiellen Iritis beobachtet, bald am Pupillar- bald am Ciliarrande. Immer aber kommt sie in der Nähe der Vasa vorticosa vor, und pflegt von gelber Farbe zu seyn. Der Abscess bildet eine bald flächere, bald hervorragendere Geschwulst und kann mit einer Excrescenz der Iris verwechselt werden. Man wird leicht die Natur dieses Uebels erkennen, wenn man die Gefässe der Iris um den Abscess betrachtet. Ein solcher Abscess (*Iridoncus*) wird selten aufgesogen, platzt gewöhnlich und ergiesst seinen Eiter in die vordere Augenkammer, wodurch ein sekundäres Hypopyon entsteht. Die Wände des geborstenen Abscesses flottiren gleich nach der Ruptur wie Flocken in der vorderen Augenkammer hin. und her, verschwinden aber allmählig durch Resorption und Zusammenziehung. An die Stelle des Abscesses tritt eine gelbe, schwarze oder weisse plastische Lymphe, wodurch zuweilen Synechia anterior entsteht, oder ein schwarzer, weissgelber oder gelber Flecken in der Iris erscheint. Solche schwarze Flecken sehen leicht der Pupille sehr ähnlich, und ich bin der Ansicht, dass die Beobachter, welche behaupten, dass an der Stelle eines Abscesses der Iris neue Pupillen sich bilden können und dass sie dieselben selbst gesehen, einen solchen schwarzen Fleck mit einer neuen Pupille verwechselten. Es ist mir ferner sehr wahrscheinlich, dass an der Stelle eines Abscesses sich während des Heilprozesses kalkartige Ablagerungen bilden können, ich ermangele aber eigener pathologisch-anatomischer Untersuchungen hierüber, obgleich ich (*De Iritide* Tab. I. 2.) solch pathologisches Vorkommen auf der Iris im Auge Lebender beobachtet habe. Was manche Aerzte gesehen haben wollen, habe ich nie beobachtet, dass nämlich bisweilen während einer Iritis der Eiter sich einen Weg durch das Irisparenchym selbst, also aus der hintern in die vordere Augenkammer bahne. Es lohnte sich wohl der Mühe, diesen Gegenstand weiterer Beobachtung zu unterwerfen.

Primäre Geschwürbildung habe ich auf der serösen Fläche der Iris nie gesehen, dagegen ich secundäre Geschwüre d. h. solche, welche auf die Ruptur des Abscesses erfolgen, die also keine wahren Geschwüre zu nennen sind, beobachtet habe. Es ist aber von pathologischer Wichtigkeit sie genau zu beobachten und zu untersuchen, um über die Iridelcosis Genaueres zu erforschen. Wenn man aus der Analogie schliessen darf, so kommen Geschwüre auf der serösen Platte der Iris deswegen nicht vor, weil sie überhaupt in serösen Säcken selten oder vielleicht gar nicht entstehen.

Sehr interessant ist das Sichtbarwerden von Blutgefässen auf einer entzündeten Iris; es ist in dieser Beziehung Folgendes nach unsern Beobachtungen zu sagen. Untersucht man den Augapfel mit der Loupe, so sieht man nicht selten mit Blut angefüllte Gefässe auf der vorderen Fläche der Iris. Grösse, Verlauf und Farbe dieser Gefässe sind nach Art und Ursprung derselben verschieden. Ich habe blutführende Gefässe bei der parenchymatösen und der serösen Iritis und bei Iridauxesis gesehen (*De Iritide* Tab. I. 4.)

Bei der Iritis serosa zeigen sich diese Gefässchen, so bald sie chronisch, und die seröse Haut verdickt zu werden anfängt, am Ciliarrande, von wo sie geschlängelt zum Pupillarrand verlaufen; hier werden sie so undeutlich, dass man kaum erkennen kann, ob sie gegen die Uvea verlaufen, oder im Parenchym der Iris sich verlieren. Es giebt immer einige Gefässe, deren Verlauf kürzer ist, und von denen die meisten dem Orbiculus ciliaris gegenüber entspringen und zur Pupille gehen. Man wird selten sehen, dass solche Gefässe zu den benachbarten Gefässstämmen Aeste schicken. Nicht selten schwitzen diese Gefässe Blut aus, wodurch die Iris entfärbt und flockig, der Humor aqueus getrübt wird, häufiger jedoch ist die Ausschwitzung plastischer Lymphe aus diesen Gefässen von verschiedener Farbe und Form. Bei der parenchymatösen Iritis, wenn die Entzündung also die tiefer gelegenen Theile der Regenbogenhaut ergriffen hat, und wenn der vordere seröse Ueberzug der Iris noch frei von Inflammation, also durchsichtig ist, sieht man ein sehr schönes Blutgefässnetz nicht selten am Anfang der Krankheit; es pflegt in der Mitte der Iris, oder gegen den Ciliarrand vorzukommen, (*De Iritide* Tab. I. Fig. 4.); es sind keine neuen Blutgefässe, die sich zur Zeit der plastischen Ausschwitzung organisiren, sondern die eigenen Gefässe der Iris, welche durch den Blutzudrang ausgedehnt und überfüllt sind. Nur am Anfang der Entzündung, also sehr kurze Zeit, sind diese Gefässe sichtbar; bei beginnender Ausschwitzung auf der serosa Iridis verschwinden sie ganz oder theilweis. Diese durch inflammatorische Ueberfüllung und Injection ausgedehnten normalen Gefässe der Iris verlängern sich selten an ihren Spitzen, vorzüglich am Pupillarrande, wachsen also über die Gränzen des inflammirten Organs hinaus, und wir sehen an der Iris sich das wiederholen, was schon I. P. Frank bei der Pleuritis in der Leiche gesehen hat.

Nicht selten bilden sich gegen Ende der Iritis parenchymatosa, wenn sie in Iridauxesis übergeht, neue Blutgefässe auf der vorderen Fläche der entarteten Iris. Sie verlaufen geschlängelt zwischen den Hervorragungen der metamorphosirten Iris, sind von bläulicher, oder schwarzrother Farbe, und werden vom Blute nicht selten so ausgedehnt, dass durch Durchschwitzung oder Bersten Haemophthalmos entsteht. Zuweilen bilden solche Gefässerweiterungen einen Zirkel, der gegen den Pupillarrand liegt und einzelne Zweige durch die Pupille in die hintere Augenkammer schickt. (Klinische Darstellungen Th. I. Tab. XI. Fig. 3.)

Bisweilen kommen bei einem Fall von Iritis die verschiedenen Entzündungsstadien und Exsudationsprodukte zusammen vor, in solchen Fällen nämlich, wo die Iritis ein Recidiv machte, wo sie einen chronischen Verlauf hatte, wo ein Theil nach dem andern von Entzündung ergriffen wurde, wo endlich die Entzündung specifischer Natur ist. Ich habe in einer so erkrankten Iris zugleich Synechia anterior durch plastische Lymphe, Ecchymosis, Abscess, Hypopyon und Melanosis beobachtet. (*De Iritide* Tab. I. Fig. 5.)

Eine solche Entzündung geht immer in Iridauxesis über.

Die Veränderungen der Pupille und des Pupillarrandes bei Iritis sind ferner von Wichtigkeit.

Die Pupille pflegt während des Verlaufs der Iritis verschiedene Veränderungen zu erleiden, sowohl in Bezug auf ihre Form, und dann hinsichtlich der Farbe und der Beschaffenheit ihres Randes. Ihre Form wird zuweilen während der Entzündung oval, länglich oder eckig, bald leidet sie an Myosis, bald an Mydriasis; die erstere pflegt bei der selbstständigen parenchymatösen, die zweite bei der sekundären Iritis zugegen zu sein. Diese Veränderungen hängen ab von der durch die Entzündung alienirten Vitalität der Iris, von dem veränderten Zustande ihres Parenchyms, und von den Synechien, welche nicht selten zwischen Uvea und Capsel sich bilden; nach meinen Beobachtungen kann ich jedoch nichts Bestimmtes darüber sagen, ob eine gewisse Art krankhafter Form der Pupille einer bestimmten Species von Irisentzündung eigen sei. Es kann bisweilen nöthig erscheinen, durch Hülfe der Belladonna die Pupille zu erweitern, und durch die Contraction der Iris sich von der Beschaffenheit ihrer Textur, von der Vitalität der Ciliar-Nerven und von einer Synechia posterior, welche häufiger vorhanden ist, als man denkt, zu überzeugen. Dieses gelingt jedoch nicht immer, weil eine entzündete Iris sehr oft alle und jede Reaction gegen die Einwirkung der Belladonna verliert. Wie bei Myitis Bewegungsunfähigkeit der Muskelfasern eine der ersten und wichtigsten Erscheinungen ist, so sehen wir auch bei der Iritis parenchymatosa Immobilität des Organs eintreten.

Der Pupillarrand ist ferner während des Verlaufes der Iritis gar nicht selten afficirt; er wird dann gewöhnlich dunkler als im Normalzustand, und so mit schwarzem Pigment überfüllt, dass er wie gezahnt erscheint, indem das Pigment unregelmässig abgelagert wird. Doch erleidet der Rand dabei keinen Substanzverlust. Bei jener Umwandlung der Pupille wird ein oder zwei Linien vom Pupillarrand entfernt die Iris eingeschnürt (Iridoperisphinxis), wodurch kreisförmige Falten entstehen. Nicht selten aber zeigt sich der Pupillarrand, wenn man ihn genauer untersucht, ungleich, besonders habe ich dies bei entzündlichen Reizungen der Iris und chronischer Iritis, in blauen Augen beobachtet, wo das schwarze Pigment in geringerer Menge secernirt wird. Dann erscheint ein Theil des Pupillarrandes fadenförmig verlängert, er ist gegen das Centrum der Pupille gerichtet und bedingt eine theilweise Synechia posterior; entstehen deren mehrere, so zeigt die Pupille eine vieleckige Form. Bisweilen befindet sich nahe bei einer solchen Synechia ein gelbes Knötchen. Es scheint uns beachtungswerth, dass am inneren Theile der Cornea, welcher einer solchen Hervorragung entspricht, zuweilen grössere oder kleinere Verdunklungen vorkommen. Bei der sekundären Iritis, wo die Entzündung von der Choroidea auf sie übergegangen ist, hat die Pupille einen gesägten Rand und von vorn herein eine längliche Form, welche allmählig weiter wird und endlich in Melanosis übergeht. Eine solche Iris pflegt ihre Farbe bedeutend zu ändern, mehr oder weniger schwarz zu werden.

Auswüchse am Pupillarrand oder Ring erscheinen nicht selten bei der chronischen, parenchymatösen Iritis. Sie sind gelb oder braun, von verschiedener Form und Grösse. Diese Knötchen auf dem Pupillarkreisse liegen meist nach dem Rande hin und könnten mit gelben Flecken der Iris verwechselt werden, daher man die Iris von der Seite betrachten muss, wobei man die Erhabenheiten deutlich in die vordere Augenkammer hinein ragen sieht, freilich nicht hoch, da ihre Höhe kaum $\frac{1}{2}$ Linie beträgt. Noch häufiger zeigen sich diese Afterprodukte auf dem Pupillarrande selbst, oder auf der Uvea, und wachsen von da durch die Pupille in die vordere Augenkammer herein. Solche Knötchen sehen wie Condylome aus, ihre Wurzel ist dünn, ihr Kopf rund und dick. Wenn sie langgestielt am Pupillarrand sitzen, so bewegen sie sich in der wässrigen Feuchtigkeit hin und her, indem sie den Bewegungen des Auges folgen. Zuweilen sind sie kurzgestielt; dann hängen sie aber auch so fest mit der vorderen Fläche der Iris zusammen, dass sie mit Flecken auf derselben verwechselt werden können. Wenn solche Knötchen aus der Uvea entspringen, so erscheinen runde, gelbe oder braune Körperchen nahe an der hintern Fläche des Pupillarrandes, von denen er beinahe comprimirt zu werden scheint. Selten habe ich nur ein Knötchen gesehen, gewöhnlich kommen fünf, sieben bis zehn am Pupillarrand vor. Sie verursachen beinahe immer Verwachsung der Pupille, oder vollständige Synechia posterior und so ganz sicher Blindheit. Sehr oft geschieht es, dass, während auf der Uvea Knötchen sich bilden und nach der vorderen Augenkammer hin wachsen, kleine dreieckige Häutchen auf der vorderen Fläche der Iris vom Ciliarrand mit breiter Basis entspringen, und wie ein Pterygium mit ihren Spitzen nach dem Centrum der Kapsel zu sich verlängern, so dass allmählig die Pupille von verschiedenen Afterbildungen ganz ausgefüllt wird und ihre Ränder mit der Linsenkapsel genau zusammenhängen, wodurch Cataracta secundaria zu entstehen pflegt. Manchmal bleibt die Pupillenöffnung und sieht dann sternförmig aus, gewöhnlich aber wird sie länglich oder eckig.

Der rothe Ring in der Sclerotica sitzt entweder in dem Annulus Conjunctivae, oder am Ende der Sclerotica, oder im Strahlenbande, oder im Circulus venosus der Iris. Die innere Röthe des Auges, welche die Iritis zu begleiten pflegt, geht von der Sclerotica aus und umgiebt die Cornea wie ein rother Kreis. Dies bemerkt man besonders zu Anfang der Iritis, indem die von strotzenden Gefässen geröthete vordere Fläche der Sclerotica durch die Conjunctiva, welche noch keine Veränderung erlitten hat, hindurchschimmert. Die Röthe der entzündeten Sclerotica ist eigenthümlich, indem die Gefässe in gerader Linie zur Cornea laufen und dort nach vielfachen .Verzweigungen einen blassrothen Kranz um dieselbe bilden. Nimmt die Entzündung der Iris zu, so wird sowohl die Röthe der Sclerotica, als auch die Ausdehnung dieser Gefässe vermehrt, ja in seltnen Fällen werden die Gefässe der Conjunctiva, welche durch hellere Röthe, grösseren Umfang und oberflächliche Lage von denen der Sclerotica sich unterscheiden, auf der vorderen Fläche des Auges ausgedehnt, und ihre feinen und dicht gedrängten Verzweigungen helfen, mit der lebhaften Röthe der Sclerotica verbunden, jenen rothen Ring um die Cornea vermehren. Manchmal verschwinden die Gefässe, welche jenen Kranz bilden, plötzlich am Rand der Cornea und nehmen nach dem inneren Theile des Bulbus lichtere Farben an. Bei sehr heftiger Entzündung der Iris ist die Färbung dieses Kranzes dunkelroth und je nach dem Grade, bis zu dem die Gefässe der Conjunctiva ausgedehnt sind, hat auch die übrige Oberfläche des Bulbus eine lebhaft rothe Farbe. Jenes Gefässkranzes Entstehen,

Ausbildung, der Grad, den er erreicht, und sein Ausgang hängt von dem Verlaufe der Iritis selbst ab; erst wenn sie aufhört, fängt auch er an zu verschwinden.

Der Gefässkranz bei Iritis kann aber auch bald von Congestionen nach dem Annulus Conjunctivae, bald nach dem Orbiculus ciliaris abhängen, auf den, wie wir oben gezeigt haben, die Entzündung der Iris sich häufig fortpflanzt.

Einen anderen Ursprung hat jener bläuliche Ring, der in der Iritis manchmal die Cornea umgiebt; hierbei sind die Gefässe der Conjunctiva und Sclerotica nicht erweitert, aber der an die Cornea gränzende Theil der Sclerotica zeigt den circulus Iridis venosus mit Blut überfüllt.

Augenlidentzündung und Schnupfen begleiten nicht selten die Iritis. Das Augenlid ist dann roth und geschwollen, etwas schmerzhaft und schwer, juckt auch zuweilen. Gegen Morgen bemerkt man manchmal eine weisse, schaumige Absonderung, andere Male ist eine grössere oder geringere Absonderung salzigen, scharfen Schleimes und heisser Thränen vorhanden, ja das Jucken pflanzt sich wohl von der Nase zum Gaumen fort und erregt häufiges Niesen. Wenn die Entzündung complicirt und plötzlich entstanden ist, so kann das ganze Auge sehr heftig afficirt werden (Panophthalmitis). So weit von den objectiven Symptomen der Iritis.

Die subjectiven, welche sich auf das Gefühl des Kranken beziehen, sind: Lichtscheu, Schmerzen im Bulbus und Gesichtsschwäche.

Die Lichtscheu pflegt in allen Entzündungsstadien vorzukommen, und dauert gewöhnlich auch dann noch in verschiedenem Grade fort, wenn die Entzündung ihrem Ende sich nähert. Sie zeigt sich sowohl durch Schliessen der Augenlider, als durch unwillkührliches Rollen des Auges nach oben, welches jedes Mal eintritt, wenn die Augenlider geöffnet werden.

Die Augenschmerzen bei der Iritis erreichen verschiedene Grade, sind bald unerträglich heftig und quälen den Kranken ununterbrochen mehrere Tage lang, manchmal sind sie auch gelinder. In der Nacht erreichen sie ihre grösste Höhe. Ihr Sitz ist bald in der Augenbrauengegend, bald in den Wangen und zwar tief in den Knochen. Bei einem solchen Anfall von Schmerz pflegt sich in der entzündeten Iris Ausschwitzung von Lymphe oder Eiter zu bilden. Iritis ohne Schmerz habe ich nur ausnahmsweise bei ganz apathischen Personen und bei einem durchaus chronischen Verlauf der Krankheit beobachtet.

Die Schwächung des Sehvermögens betreffend ist Folgendes zu erinnern.

Bei beginnender Iritis tritt grössere oder geringere Gesichtsschwäche ein, welche bei fortschreitender Entzündung durch verschiedene Grade endlich zu dem Punkte gelangt, dass der Kranke sich des Sehvermögens ganz beraubt glaubt. Manchmal sieht er alle Gegenstände wie durch einen Schleier. Pflanzt die Entzündung von der Iris sich auf die tiefer gelegenen Theile des Auges fort, was jedoch nicht häufig geschieht, so treten schwebende Punkte und Mücken und andere vor den Augen sich bewegende Gesichtstäuschungen auf. Diese Schwächung des Sehvermögens im Verlaufe der Iritis bedarf weiterer Untersuchungen.

Die allgemeinen Zeichen der Iritis d. h. diejenigen, welche sich im ganzen Körper zeigen, sind folgende: Fieber, Kopfschmerz, Schlaflosigkeit, voller und harter Puls; weissbelegte, trockene Zunge, Uebligkeit, Erbrechen, Appetitlosigkeit und Stuhlverstopfung. Alle diese Symptome können insgesammt oder auch einzeln vorhanden sein, oder fehlen, je nach der verschiedenen Constitution des Kranken, oder nach der Ursache und dem Grade der Iritis. Sie entstehen durch die Sympathie, welche durch den Nervus sympathicus, der mit den Ciliarnerven zusammenhängt, zwischen der Iris und den Assimilationsorganen und denen der Ernährung des Körpers vermittelt wird.

Der Beachtung des Arztes mehr werth, als es bisher geschehen ist, und für dessen psychische Einwirkung auf den Kranken sehr wichtig sind die gemüthlichen Leiden, die sich im Verlaufe der Iritis bei so vielen Kranken als Furcht, Augst, Hypochondrie, Hysterie, selbst Melancholie einstellen. Dass dieses gerade in Folge der Affection der Iris geschehe, soll hiermit nicht etwa gesagt sein; diese psychischen Leiden entstehen, weil das Auge leidet, dieses dem Gehirn so nahe liegende und aus ihm herausgebildete höhere Sinnesorgan. Der Arzt wird nie ein glücklicher Augenarzt sein, wenn er nicht ein gründlicher Kenner der organischen Psychologie ist, und sie nach ihrem Werthe am Krankenbette practisch anzuwenden versteht.

Bemerkenswerth sind der Verlauf und die verschiedenen Ausgänge der Iritis.

Die Iritis dauert beinahe immer Wochen, nicht selten Monate hindurch. Ob die Iritis sich durch Krisen entscheidet, wage ich weder zu bejahen noch zu verneinen. Erythem der Haut sah ich sehr häufig entstehen, während die Entzündung der Iris sich minderte.

A t r o p h i e des Auges folgt nicht selten in Folge der Iritis, und zwar in verschiedenen Graden. Wenn gleichzeitig mit der Iritis Onyx oder Hypopyon vorhanden ist, so tritt nicht selten nach Ruptur der Cornea und Ausfluss der Feuchtigkeiten, vollkommene Atrophie des Auges ein. Jedoch ist hier nicht von dieser Art der Atrophie die Rede, sondern davon, dass nach abgelaufener Iris-Entzündung der Augapfel wirklich kleiner als im Normalzustande erscheint. Dabei ist die Cornea nicht rund, sondern länglich, öfters eckig und nach der Seite gezogen. Die Verbindung der Hornhaut mit der Sclerotica ist in diesen Fällen nicht normal, sie zeigt in der Uebergangsstelle zu dieser einen weissen Ring, der dem Gerontoxon ähnlich und eine Folge der Entzündung ist, die zugleich mit der Iris den Orbiculus ciliaris ergriffen und in demselben Atrophie hervorgebracht hat.

Eine sehr wichtige Frage ist die, wie weit die Wiederherstellung von einer Iritis möglich sei? In einzelnen Fällen sah ich gänzliche Reconvalescenz; in andern, namentlich da, wo Recidive der Entzündung stattgefunden hatten, folgendes:

1) Verkleinerung des Bulbus, wahrnehmbar durch das Gefühl, wenn man beide Augen schliesst und sie mit den Händen untersucht.

2) Gelbe Färbung und dichtere Fügung der Sclerotica, daher Härte derselben, Injection der Conjunctiva Scleroticae und darauf folgende Varicositäten.

3) Oblonge Gestalt der Iris und der Cornea, abhängig von der Atrophia des Orbiculus ciliaris.

4) Veränderte, mehr helle, verwaschene Farbe der Iris, manchmal vermehrte Faltungen auf ihr.

5) Veränderte Lage derselben.

6) Veränderungen in der Gestalt der Pupille.

7) Veränderte Thätigkeit in ihrer Bewegung.

8) Veränderte Sehkraft; Gesichtstäuschungen.

9) Schielen vorzüglich dann, wenn auf beiden Augen Iritis stattfand und auf dem einen Auge die Pupille enger blieb, als auf dem andern, oder wenn Synechien eintraten.

A t r o p h i e oder V e r d ü n n u n g der Iris ist eine noch wenig beachtete Folge der Iritis. Ich habe sie, wiewohl sehr selten, gesehen und Folgendes darüber beobachtet. Am häufigsten kommt diese Nachkrankheit in blauen Augen vor, und besteht darin, dass das Gewebe der Iris, entweder durch verminderte Ernährung oder vermehrte Aufsaugung, dünner als im Normalzustand erscheint. Dabei ist die Bewegung der Iris entweder vermindert, oder ganz aufgehoben, ihre Farbe blässer als gewöhnlich und gleichsam erstorben, die Pupille enger und ihre Ränder ungleich. Das schwarze Pigment fehlt mehr oder weniger, oder ist so blass, dass die Iris aschgrau erscheint; Ein Mal habe ich nahe am Pupillarrand Substanzverlust an der Iris selbst beobachtet (Tab. II. 9). Diese seltene Krankheit der Iris, welche besonders bei alten Männern und Weibern vorkommen dürfte, scheint die Folge eines lange dauernden Reizzustandes der Iris zu sein, doch habe ich sie auch bei scrophulösen Kindern gesehen, deren Augen verwundet worden waren. Flottiren der Iris (Iridodenosis) ist zuweilen mit dieser Krankheit verbunden, und auch Cataract kommt zuweilen mit ihr vor. Es ist sehr zu wünschen, dass die Natur dieser Krankheit durch scharfe Beobachtung und durch Sectionen genauer erforscht werde. Ich habe diese Verdünnung Iridaräosis genannt.

Ein anderer Ausgang der Iritis ist der partielle Mangel der Iris oder das gänzliche Verschwinden eines Theiles der Irissubstanz in ihrer Mitte oder im Ciliarrande. Wenn ich nicht irre, so habe ich diese spontane Pupillenbildung zuerst durch anatomisch-pathologische Untersuchungen constatirt, aber freilich nur an staphylomatösen Augen. (Zeitschrift für Ophthalmologie Bd. II. und Klinische Darstellungen Bd. I. Tab. VII. Fig. 1—4.). Es blieb, wie ich an den angeführten Stellen bemerkte, unentschieden, ob dieser grössere oder geringere Substanzmangel der Iris, der allemal am Ciliarrande vorkommt, durch Aufsaugung eines Theils des Irisparenchyms, oder durch Abtrennung der Iris vom Orbiculus ciliaris entsteht. Ich bin in den von mir genauer untersuchten Fällen der letzten Ansicht.

Wichtig ist die Iridodenosis nach der Iritis. Unter

diesem pathologischen Zustand, welcher, wenn er vorkommt, immer Folge einer chronischen Entzündung der Iris ist, verstehe ich eine abnorme Beweglichkeit der Iris, die nach den verschiedenen Bewegungen des Auges bald gegen die Hornhaut, bald nach der Linsenkapsel hin fluctuirt oder zittert; es ist schwierig zu entscheiden, ob dieses Zittern sich über die ganze Iris verbreitet, oder nur in einzelnen Theilen statt findet. Einige Male sah ich mit diesem abnormen Schwanken der Iris, (welches nicht mit dem Hippus zu verwechseln ist) die Linsenkapsel an der vorderen Wand in verschiedenem Grade verdunkelt, und öfters wird dabei auch eine abnorme Beweglichkeit des Linsensystems (Cataracta natatilis) beobachtet. Ueber die Entstehung der Iridodenosis und Cataracta natatilis als Folgen der Iritis ist nichts Gewisses bekannt. Es ist mir sehr wahrscheinlich, dass die Cataracta natatilis dadurch entstehe, wenn im Verlauf einer chronischen Iritis die Linsenkapsel und der Orbiculus capsulo-ciliaris, jenes Ligamentum suspensorium capsulae, (Vgl. das erste Buch dieser Abhandlung) entzündet sind und dies Tragband der Kapsel durch eine auf die Entzündung folgende, krankhaft gesteigerte Resorption sich anfangs verdünnt und dann zerreisst. Die unausbleibliche Folge ist dann, dass die Kapsel sammt ihrer Linse sich mehr oder weniger verdunkelt, und sich entweder auf den Grund des Augapfels senkt oder hinter der Pupille hin und her schwankt. Was die Entstehung der Iridodenosis nach Iritis betrifft, die mit dem Vorkommen der Iridodenosis bei Linsenmangel nicht einerlei ist, so enthalte ich mich hierüber bei der Dunkelheit dieses pathologischen Gegenstandes aller Erklärungsversuche.

Die Iritis geht ferner in Cataracta über, besonders wenn gleichzeitig mit der Iris die vordere Kapselwand entzündet war (Iridoperiphakitis). Diese Iris-Entzündung zertheilt sich sehr selten ganz; häufig folgt auf sie Verdunkelung der Kapsel der Linse, welche jedoch selten vollständig ist, sondern meist aus einzelnen weissen, runden Flecken besteht (*De Iritide* Tab. II. 2). Die Entstehung einer solchen Kapselcataract wird besonders nach Entzündung der Uvea beobachtet. (Vrgl. das fünfte Buch.) Mit bewaffnetem Auge kann aber eine andere Species der Cataract leicht beobachtet werden, welche von krankhaften Ausschwitzungen der Uvea, oder der Pupillarränder herrührt. Bei einer solchen Cataract in Folge von Iritis ist die Trübung der vorderen Kapselwand nicht Wirkung der Kapselentzündung, sondern entsteht durch die Berührung mit der auf der Uvea oder dem Pupillarrand ausgeschwitzten plastischen Lymphe. Ein solcher grauer Staar ist nicht unheilbar für den Arzt, welcher die Beschaffenheit dieser in Form und Farbe so sehr wechselnden Krankheit kennt. Dagegen ist die Cataracta, welche aus einer mit Choroideitis complicirten Iritis zu entstehen pflegt, gewöhnlich glaukomatös und unheilbar.

Ausser diesen beiden Ausgängen der Iritis kommen noch verschiedene vor, welche dem Sehvermögen leicht Gefahr bringen. Die bedeutendsten darunter sind die Affectionen der Choroidea und der Retina; sie werden besonders dann beobachtet, wenn zugleich mit der Iritis, oder kurz darauf Entzündung der Choroidea oder der Retina oder beider zusammen sich gebildet hatte. Sehr beachtungswerth aber sehr wenig bekannt (wie das bei dem Mangel pathologisch-anatomischer Untersuchungen kranker Augen nicht anders sein kann,) sind die Metamorphosen, die sich im Glaskörper, auf der Netzhaut in der Choroidea bilden, wenn in Folge einer Iritis Synizesis iridis eingetreten war. Ihre Mittheilung, die ich mir iconographisch und erläuternd für den Supplementband meiner klinischen Darstellungen vorbehalten muss, würde hier zu weit führen. Wichtig sind ferner die Ausgänge der Iritis, wenn die Entzündung von der Iris auf den Orbiculus ciliaris, die Sclerotica, oder auf die Ciliarfortsätze, und auf die ganze vordere Augenkammer übergeht. Diese Folgen der Iritis veranlassen verschiedene Krankheiten, von denen hier nicht der Ort ist, ausführlicher zu sprechen; es sind dies verschiedene Arten von Hydrophthalmus und Staphyloma scleroticae.

Sehr wichtig, aber bisher wenig beachtet ist die Entzündung einer bereits metamorphosirten Iris, und doch kommt dieser pathologische Zustand nicht selten vor. Eine schon früher entzündet gewesene und metamorphosirte Iris ist zu neuen entzündlichen Zufällen sehr geneigt, besonders wenn die Iritis eine dyskratische war. Eine solche rückfällige Entzündung in einer metamorphosirten Iris bietet einen ganz eigenen Anblick dar, der aber nach der Natur der vorhandenen Dyskrasie und nach dem Grade der vorhandenen Metamorphose der Iris sehr wechselt, so dass sich nichts Allgemeines hierüber sagen lässt. Es entsteht in diesen Fällen sehr schnell Hypopyon, das jedoch selten die vordere Augenkammer ganz ausfüllt, sondern in minderem Grade vorkommt. Sodann beobachtet man fast immer, dass das Pigment der Iris verändert ist; krankhafte Absonderungen verschiedener Art stellen sich dann an einzelnen Stellen oder in dem ganzen Organe auf einmal ein; es bilden sich auf ihm neue, sehr starke Blutgefässe, die Pupille wird so verengt, dass sie fast verschwindet, von einem dicken Wulste umgeben wird, mit einem Wort, die Structur der Iris wird durch die Entzündung so vernichtet, dass von der Iris, dieser Königin des Auges, kaum erkennbare Trümmer übrig bleiben. Ich habe an einem andern Orte (Klinische Darstellungen Theil I. Tab. 14) einige Folgen der Iritis in den hier mehr angedeuteten als beschriebenen Fällen bildlich dargestellt, und werde vielleicht künftig ausführlicher darauf zurückkommen; bemerken will ich nur noch, dass in solch entarteter Iris bei recidiven Entzündungen leicht

Afterproducte sich bilden, z. B. Fungus, und dass Varicositäten, Verknöcherungen in der Iris dann keine sehr seltenen pathologischen Erscheinungen sind. Was im Allgemeinen die Beobachtungen über die Folgen von Entzündungen in verhärteten oder in degenerirten Theilen lehren, das gilt modificirt im Allgemeinen von der Entzündung, die in bereits metamorphosirter Iris auftritt.

Behandlung der Iritis im Allgemeinen.

Die Heilkraft der Natur pflegt bei der Iritis gering zu sein, ja ganz zu fehlen. Die Kunst muss dieser Krankheit schnell und kräftig Einhalt thun, weil dieselbe sonst rasch zunimmt, das Auge zerstört und blendet. Die Heilung ist also schwierig, besonders weil jeder Ausgang ausser der der Zertheilung dem Auge verderblich ist, und weil jede Ausschwitzung oder Eiterung dieses edle Organ zerstört. Heilungen, wie sie in den übrigen Theilen des Körpers bei Entzündungen selbst nach Ausschwitzungen, Eiterung oder Verhärtung, wohl vorkommen können, trüben oder vernichten im Auge theilweise oder gänzlich die Sehkraft.

Zweifach ist also der Zweck, den die Behandlung der Iritis hat, einmal die Entzündung rasch zu heben, dann aber ihren fast immer verderblichen Folgen zuvorzukommen, oder dieselben, wenn sie eingetreten sind, zu beseitigen. Dieses ist nun auf folgendem Wege zu erreichen.

Das Hauptmittel gegen Iritis ist die Blutentleerung. Sogleich am ersten Tage der Krankheit, mag der Kranke alt oder jung sein, werde so viel Blut gelassen, bis die Schmerzen sich verlieren. Nehmen diese an den folgenden Tagen wieder zu, so ist ein zweiter Aderlass zu machen; dieses ist selbst zu wiederholen, bis die Entzündung aufgehört hat. Bei leichterer Entzündung genügt es zuweilen Blutegel an die processus mastoidei zu setzen mit, mehrere Stunden hindurch, unterhaltener Nachblutung. Die Anwendung von Blutegeln an dem unteren äusseren Winkel der Augenhöhle scheint uns schädlich. Nach den allgemeinen und örtlichen Blutentleerungen ist auf den Unterleib zu wirken durch antiphlogistische Salze und kühlende Abführmittel. Dadurch wird das Blut vom Kopfe abgeleitet, das geschwollene Gesicht fällt ein, die rothen Gefässe des Bulbus entleeren sich und ziehen sich zusammen. Es giebt Aerzte, die zum Purgiren Jalappe mit Calomel geben, und es giebt Fälle, wo Drastica allein die Heilung herbeiführten; gewiss aber verdienen die salzigen und kühlenden Mittel vor jenen heftigeren im Allgemeinen den Vorzug.

Der Kranke beobachte übrigens eine strenge Diät, halte sich ruhig und verwahre die Augen vor jedem Lichtreize. Das Auge darf nicht verbunden werden, besonders wenn scharfe Feuchtigkeit herauströpfelt; es werde aber vor der Luft geschützt, indem man die Augenlider halb schliesst, und von der Stirn Leinwandcompressen herabhängen lässt. Alles, was das Auge reizt, werde entfernt, daher man oft auch das gesunde Auge verbinden muss, damit nicht durch dessen Bewegung und Thätigkeit der kranke Bulbus erregt werde und leide. Die Augenlider mit einer Mischung lauen Wassers oder Milch auszuwaschen, ist zuträglicher, als dieses mit kaltem Wasser zu thun. Der verminderte Schmerz und die aufhörende Lichtscheu sprechen dafür, dass die Krankheit durch die genannten Mittel gebrochen sei. Sobald aber beim Sehen in's Licht die Schmerzen noch vorhanden sind, ist dem Zustand nicht zu trauen, und die Abführungsmittel müssen fortgesetzt werden, um der Ausschwitzung vorzubeugen.

Ist das Uebel hartnäckiger, ist der Kranke von vollsaftiger oder kachectischer Constitution, so sind Ableitungsmittel zwischen die Schultern, auf den Nacken oder die Arme zu legen, nämlich Cantharidenpflaster, Seidelbastrinde, Brechweinsteinsalbe oder Cauterien; von Manchen wird auch das Haarseil empfohlen. Ich habe alle diese Mittel häufig versucht und gefunden, dass solche Ableitungen bei der Iritis wie bei vielen ja den meisten Augenentzündungen oft unnütz und ohne allen Erfolg angewendet werden, ja nicht selten selbst schädlich sind, indem sie leicht ein neues Fieber anfachen, das die schon gemilderte Entzündung wieder steigert. Dieses habe ich besonders bei Skrophulösen häufig gesehen. Man behauptet, warme Fussbäder hätten den guten Erfolg, den Blutstrom von dem ergriffenen Auge schnell wegzuleiten und empfiehlt sie desshalb häufig bei Iritis. Ich halte sie für gleichgültig. Ganze Bäder scheue ich bei der Behandlung der Iritis im Allgemeinen, obgleich ich ausnahmsweise Vortheil von ihnen gesehen habe. Die Behandlung der Iritis mit äusseren Mitteln, welche früher sehr üblich war, ist jetzt sehr beschränkt, denn unter den vielen empfohlenen entsprechen sehr wenige den Erwartungen.

Frictionen, Kräutersäckchen, Augenwasser schaden im Allgemeinen mehr als sie helfen, doch ist die äusserliche Anwendung der Belladonna sehr nützlich, um die Pupille vor Verwachsung durch die plastische Lymphe zu schützen; ferner lindern Einreibungen von Opium oder Morphium, allein oder mit Calomel, die heftigen Augenschmerzen, welche gegen Abend zuzunehmen pflegen. Auch narkotische Kräutersäckchen, vor den Augen aufgehangen, sind zu loben, und bei der traumatischen Entzündung kalte Aufschläge mit einer Auflösung von Belladonna-Extrakt. (S. die Receptformeln im Anhange.) Wenn mit allen diesen Mitteln die Iritis sich nicht bezwingen lässt, sondern in Ausschwitzung übergeht, so muss man eine andere Heilmethode einschlagen. Man lasse eine Lebensweise beobachten, wie bei Behandlung der Eiterung überhaupt; eine besondere für das Auge ist nicht nöthig, die oben erwähnten Vorsichtsmasregeln ausgenommen. Vor allem schreibe man dem Kranken ausser den innern

Mitteln eine strenge Diät vor, achte sodann auf die Natur der Ausschwitzungen, auf die Ursachen der exsudativen Iritis und auf die Constitution des Kranken selbst.

Nach diesen Umständen verschieden sind die nun anzuwendenden innern Mittel, deren Resorptionskraft bewährt ist. Folgende Medicamente wirken bei verschiedenen ätiologischen Momenten heilsam auf die durch die Entzündungsmetamorphosen erkrankte Iris, als: Cicuta, Arnica, Senega, Colchicum, Sarsaparilla, Tartarus emeticus, Sulphur auratum antimonii, Baryta muriatica, Hydrargyrium muriaticum mite et corrosivum, Hydrargyrium praecipitatum rubrum, Kali oder Natrum hydrojodicum, Kali und Natron carbonicum, Terebinthina und Oleum Jecoris Aselli. Durch diese Mittel werden die Folgen der Entzündung auf den verschiedenen Theilen der Iris vermindert, ja ganz aufgehoben, da sie die Resorptionskraft dieses Organes erhöhen, und die besondere Dyskrasie, welche etwa die entfernte Ursache der Iritis ist, tilgen Doch hüte man sich zu glauben, alle angeführten Mittel seien von gleicher Wirksamkeit, man muss, ehe man eins anwendet, Art und Ursache der Krankheit genau unterscheiden. Ferner hüte man sich bei der Iritis zu den sogenannten Specificis, welche wir eben aufgezählt haben, zu schnell seine Zuflucht zu nehmen. Ich habe oft die Erfahrung gemacht, dass die Antiphlogistica mit erweichenden Mitteln oder auflösende mit abführenden verbunden, wenn sie längere Zeit fortgebraucht wurden, mehr Vortheil brachten als Specifica, denn die resolvirende Methode, wenn sie consequent fortgebraucht wird, hat gerade bei dieser Krankheit eine wunderbare Kraft und wird nicht leicht von einem anderen Mittel übertroffen. Da die Iritis so leicht Rückfälle macht, so lasse man auch in der Reconvalescenz den Kranken sich sehr schonen und alles vermeiden, was zu den inneren oder äusseren Ursachen dieser gefährlichen Krankheit gehört.

Sehr wichtig für die Behandlung der Iritis ist die Berücksichtigung des psychischen Zustandes des Leidenden. Ein mit Gründen unterstütztes Trostwort ist hier oft von grösserer Wirkung als das gereichte Arzneimittel. Grosse Vorsicht erfordern Sehversuche, die der Kranke zo gern anstellt und die so leicht, wenn sie aus nur dem Arzte begreiflichen Ursachen kein für die Wünsche des Kranken günstiges Resultat gewähren, das Gemüth desselben zur Trauer selbst zur Verzweiflung stimmen. Umsicht, Klugheit und individuelle Menschenkenntniss müssen hier vereint vom Arzte in Wirksamkeit gesetzt werden.

Drittes Buch.

Von der traumatischen Iritis und ihren verschiedenen Arten.

Diese Art der Iritis entsteht leicht nach Verwundungen des Bulbus, besonders nach Stichen, welche Cornea, Iris oder den Ring der Sclerotica nächst der Cornea oder den darunter liegenden Orbiculus ciliaris treffen; ferner erfolgt sie nach Erschütterungen des Auges oder durch fremde Körper, welche das Auge verletzen. Nach Hornhautwunden entsteht sie meistens schnell und zeigt sich durch drückende oder stechende Schmerzen, welche den Tag über zunehmen und Abends exacerbiren. Es erfolgt Lichtscheu, und der geringste Versuch zu sehen ruft Augenschmerzen oder Krampf der Augenlider hervor. Die Schmerzen gehen, wie die Kranken zu sagen pflegen, von der Pupille aus und verbreiten sich in die Orbitalgegend und von da weiter, so dass der Kranke an Zahn- und Kopfschmerzen, meist halbseitigen, leidet. Nach bestimmten Zwischenräumen scheinbarer Ruhe, besonders Nachts, fangen die Schmerzen wieder an zu wüthen und berauben ihn vollständig des Schlafes. Manchmal schwellen die Augenlider an, und werden durch Oedem geschlossen; gelingt es, sie zu öffnen, so sieht man die Conjunctiva der Sclerotica, welche die Cornea wie ein Wall umgiebt, so dass diese wie in einer Grube liegt. Zuweilen schwellen nicht die Gefässe der Conjunctiva Scleroticae an, sondern die entzündete Sclerotica selbst schickt hellrothe Gefässe zur Cornea, welche dadurch leicht getrübt wird und eine genaue Betrachtung der Iris verhindert. Die Iris wird unbeweglich und starr; die Pupille ist meistens sehr verengt, aber bleibt rund; die Farbe der Iris wird auf die gewöhnliche Weise verändert, sie selbst schwillt bisweilen an, und neigt sich bald nach der Cornea, wodurch die vordere Augenkammer verengt wird, bald wird sie nach der hinteren Augenkammer zurückgezogen. Wurde die Iris selbst verwundet, so zeigt sich das aus ihr ergossene Blut meistens im Grunde der vorderen Augenkammer, zuweilen bildet sich wohl auch eine Suggillation zwischen Sclerotica und Conjunctiva.

An sympathischen Zeichen fehlt es nicht. Der ganze Organismus pflegt durch Iritis traumatica ergriffen zu werden, es stellt sich oft Ueblichkeit und Erbrechen ein, Esslust und Schlaf fehlen und der Kranke leidet an allen Zeichen eines Entzündungsfiebers; Gemüthsbewegungen aus Furcht vor Erblindung, oder in Folge der sehr heftigen Augenschmerzen entstandene körperliche Abspannung fehlen nie.

Je heftiger die Verwundung der Iris war, desto schneller erleidet sie an ihrem Pupillar-Ringe bemerkliche Veränderungen; dünne gelbe, schwarze oder weisse Fäden bilden sich, welche die jetzt verzogene Pupille erfüllen; sie zeigen uns, dass Synizesis vorhanden ist, und berauben das Auge des Sehvermögens, wenn sie nach gehobener Krankheit nicht aufgesogen werden, was leider sehr selten geschieht. Es ereignet sich zuweilen, dass an der vorderen Fläche der Iris plastische Lymphe ausschwitzt, welche sich, da die Iris nach vorn getrieben zu sein pflegt, mit der inneren Fläche der Cornea dann verbindet, wodurch Synechia anterior entsteht. Hat sich auf der entzündeten Iris die plastische Lymphe vom Pupillarrand nach der vorderen Kapselwand erstreckt, so entsteht Synechia posterior, keine leichte Krankheitsform. Die hier aufgezählten Ausgänge der traumatischen Iritis hängen von dem schnellen oder langsamen Verlauf der Krankheit, von der Stärke der Verletzung und von der Constitution des Kranken ab.

Es giebt aber auch noch andere Folgen der Iritis traumatica. Einige Stunden nach Beginn der Krankheit durchdringen sehr heftige Schmerzen den Bulbus, die Kranken klagen über ein Gefühl von Druck und Völle. Es ist bedeutende Lichtscheu vorhanden, öffnet man die Augenlider, so stürzen heisse Thränen mit Gewalt hervor. Nun ergreift die Krankheit mit grösserer Heftigkeit, von der Iris ausgehend, die Cornea selbst und verbreitet sich auf die Haut der wässrigen Feuchtigkeit. Die ergriffene Cornea verliert ihren Glanz, und obgleich nur mit einem leichten Nebel bedeckt, erscheint sie doch gleichmässig getrübt. Ist diese Verdunkelung der Hornhaut bis zum höchsten Grade gediehen, so erscheint ihre innere Fläche gelb durch die Vereiterung und sie selbst bekommt ein todtes Ansehen. Ebenso kann der Ciliarkörper von der Entzündung ergriffen werden, dann zeigt sich ein blauer Ring um die Sclerotica. Die Verdunklung der Cornea und der wässrigen Feuchtigkeit bewirkt, dass man über den Zustand der Iris nichts Bestimmtes sagen kann, man muss aber annehmen, dass sie noch viel mehr verändert sei als die Cornea, wenn man den schnellen Verlauf der Krankheit bedenkt. Sectionen von absichtlich und zufällig verwundeten Thieraugen lassen dieses mit grosser Wahrscheinlichkeit vermuthen.

Das Leiden erstreckt sich hierauf immer weiter und verursacht eine innere Vereiterung des Bulbus. Die Struktur der Iris selbst wird verändert, ihr eigenthümliches Gewebe wird zu einer cellulösen Substanz, es entsteht eiterige Zersetzung, welche ihren mit Blut gemischten Eiter in beide Augenkammern ergiesst. Das Auge schwillt unförmlich an und tritt scheinbar aus seiner Höhle hervor.

Jetzt folgt Atrophia bulbi.

Unter heftigen, klopfenden Schmerzen geht, ohne dass die Kunst es verhindern kann, die Entzündung in Eiterung über, Cornea und Iris werden zerstört, die Linse, bisweilen auch ein Theil des Glaskörpers, stürzt hervor und nach beendigter Krankheit bleibt statt des Auges nur eine atrophische Masse zurück, ein Zustand traurig für die ärztliche Kunst, noch trauriger für den Kranken.

Die Ursachen einer so heftigen Entzündung des ganzen Auges in Folge traumatischer Affection der Iris sind verschieden; es gehören hierher Erschütterungen der Augenhöhle durch äussere Gewalt, denn manchmal folgt auf dieselben nicht allein Wunde der Iris, sondern auch Zerreissungen des Ciliarkörpers, und dann sind die Ausgänge der darauf folgenden Entzündung desto gefährlicher.

Die Iris, sowie der Augapfel kann bald mit Absicht verwundet werden, wenn wegen Cataracta eine Operation nothwendig ist, bald zufällig. Wir wollen den letztern Gegenstand in's Auge fassen und die Wunden der Iris durch fremde Körper, welche den Bulbus zufällig trafen zunächst betrachten.

Solche Körper sind Splitter von Eisen, Stein, Holz, Glas, Getreidekörner, Nähnadeln etc. Oft öffnen diese Körper sich einen Weg unten durch die Cornea und treffen die Iris selbst, dann entsteht idiopathische Iritis traumatica. Die Diagnose ist zuweilen schwierig, weil den Humor aqueus das ausgetretene Blut trübt, und der Augenliderkrampf in Folge der beginnenden Entzündung die genaue Betrachtung der Iris verhindert. In diesem Falle entsteht zuweilen Eiterung, und dann wird das fremde Körperchen durch das Hypopyon und die darauf folgende theilweise Vereiterung der Cornea aus dem Auge herausgefördert, es bleibt dann nur eine Hornhautnarbe zurück, mit der die Iris oft verwachsen ist. Zuweilen wird in der Nähe der Narbe die Farbe der Iris umgeändert und die Iris ist ein wenig verzogen. Doch ist dieser Ausgang nicht der gewöhnliche; fremde Körper, welche durch die Cornea hindurch die Iris getroffen haben, bewirken nicht immer Suppuration, sondern sie können auch durch einen gelben, häutigen Sack eingeschlossen werden, worauf dann chronische Iritis folgt. Später entstehen die heftigsten Kopfschmerzen, welche, wenn die Cornea nicht geöffnet und der fremde Körper geschickt entfernt wird, eine unerträgliche Stärke erreichen. Die darauf folgende Iritis traumatica zerstört allmählig das Auge selbst. Dasselbe geschieht, wenn fremde Körper nach Durchbohrung der Hornhaut in die vordere Augenkammer dringen und in der wässrigen Feuchtigkeit schwimmen. Sie reizen die Iris bis zu chronischer Entzündung und heben so das Sehvermögen auf, indem sie Verwachsung der Pupille, ja zuweilen Atrophie des Bulbus herbeiführen.

Die Erfahrung lehrte uns ferner, dass chemische Potenzen, (worunter verschiedene Aetzmittel und besonders der am häufigsten vorkommende ungelöschte Kalk zu nennen sind) eine Entzündung erregen, welche, obgleich sie zunächst das organische Gefüge der Cornea und ihre Conjunctiva traf, doch von den äusseren Häuten des Bulbus, und zwar am meisten von der Cornea aus durch die innere seröse Wand zu der Iris übergeht, und dort eine Iritis erzeugt, welche, zur Ausschwitzung geneigt, nicht nur die Pupillarränder unter sich, sondern auch den serösen Ueberzug der Iris mit der hintern Fläche der Cornea verklebt. Sie kann auch Veranlassung zu einem Staphylom der Cornea von mancherlei Form werden. Ueber die schlimmen Folgen, welche zufällige Verwundungen der Iris mit scharfen Werkzeugen haben, lehrt die Erfahrung Folgendes. Die Form und Lage der Wunde selbst trägt nach meinen mit Herrn Dr. Beger in Dresden an zufällig verwundeten Menschenaugen und an absichtlich verwundeten Thieren gemachten Erfahrungen zu dem entweder günstigen oder verderblichen Ausgange mehr oder weniger bei; ich bin im Stande, hierüber folgende Erfahrungssätze mitzutheilen.

Längen- und Quereinschnitte der Iris.

Auf einfache Längen- und Quereinschnitte der Iris folgt beinahe immer eine mässige Entzündung, es bildet sich durch schnelle Vereinigung eine Narbe, welche das Gesicht nicht trübt und die Pupille nicht verzieht. Selten aber bleibt bei dieser durchdringenden Iriswunde die Linsenkapsel verschont und dann entsteht Cataracta traumatica mit Synechia posterior. Solche Einschnitte der Iris kommen vor, wenn bei dem Hornhautschnitt während der Staaroperation die Iris vor die Spitze oder Schneide des Messers kommt, und noch öfter bei Kindern und auch Erwachsenen, welche durch ungeschickte Handhabung von kleinen spitzen Messern sich in die Augen stechen.

Stichwunden der Iris.

Ganz anders verhalten sich die Stichwunden in der Iris, sie zerren das Parenchym derselben, sie veranlassen Anfangs zwar nur geringe Reaktion, kurz nachher zeigt sich aber wahre Iritis mit gefährlicher Hornhautentzündung. Die Ciliarnerven werden dabei leicht gelähmt, und daher rührt der gefährliche Verlauf dieser Entzündungen, welche selten durch Zertheilung enden, sondern meistens durch Verschwärung das Auge zerstören; gewöhnlich folgt auf heftige Leiden von mehreren Monaten ein Staphylom der Cornea.

Diese traurigen Ausgänge der Iritis traumatica kommen um so leichter zu Stande, wenn der Stich heftig war, und wenn er den Ciliarkreis traf.

Abtrennung der Iris vom Ciliarband.

Wunden der Iris, welche ihr Parenchym zerreissen, trennen, bei stärkerer Einwirkung, entweder die Iris vom Ciliarband ab, oder sie treffen den Ciliarkörper; in jedem Falle erregen sie heftige Entzündung, welche in Eiterung, plastische Ausschwitzung, Synechien, Blutauge oder innere Entzündung des Auges übergehen kann. Daher rührt die Meinung mancher Augenärzte, von allen Methoden der künstlichen Pupillenbildung sei die Iridodialysis die gefährlichste. Wir können im Gegensatz hiervon nicht umhin zu erwähnen, dass auf künstliche oder zufällige Iridodialysis fast nie, weder akute, noch chronische Iritis entstehe.

Verwundung der Iris durch Ausschneidung ihrer Substanz.

Auf diese Art der Verwundung pflegen keine heftigen Zeichen von Reaktion zu folgen. Auf den entzündeten Wundrändern sieht man eine geringe Ausschwitzung von plastischer Lymphe, welche bald aufzuhören pflegt. Von der Länge und Breite der Iriswunde hängen die verschiedenen Folgen ab. Ich habe Verwundungen beobachtet, wo entweder die ganze Iris, oder ihr grösster Theil aus dem Auge vorfiel und verloren ging, ohne dass Iritis, selbst nur eine geringe, entstanden war. Daher ziehen die meisten Augenärzte die Iridectomia den übrigen Methoden der Pupillenbildung vor.

Höchst wichtig ist der **Uebergang der Iritis traumatica von einem Auge auf's andere.**

Ich habe diese krankhafte Sympathie öfter beobachtet; so hatte ein alter Mann eine weit klaffende Wunde der Sclerotica erlitten, in der Art, dass die Iris so weit vorgefallen und so zerrissen war, dass ihre ganze Hälfte verloren ging. Wunderbarer Weise erfolgte fast keine Iritis auf diese ungeheure Verwundung, aber nach zwei Monaten zeigte sich Uveitis im anderen Auge, doch hat sich durch die Behandlung sowohl dieses Auges, als auch seiner gichtischen Dyskrasie sein Sehvermögen so erhalten, dass er fortfährt, das Land zu bauen.

In einem anderen Falle war das rechte Auge eines Mädchens durch plötzliche Explosion eines Zündhütchens heftig erschüttert worden. Es erfolgte Bluterguss in's Auge und unheilbare Blindheit. Fast vier Monate darauf entstand Uveitis im andern Auge, welche sich so schnell und weit verbreitete, dass sie demselben die grösste Gefahr drohete. Bei diesem Mädchen war keine Spur von Dyskrasie vorhanden. Es erhellt daraus das innige Wechselverhältniss der Augen im kranken Zustand und die Nothwendigkeit für den Arzt, während er den von traumatischer Entzündung ergriffenen Bulbus behandelt, dafür zu sorgen, dass nicht der andere von den Entzündungssymptomen ergriffen werde, welche für das Sehvermögen so verderblich zu sein pflegen.

Schliesslich kann ich die Bemerkung nicht unterdrücken, dass es recht wünschenswerth erscheint, dass die Aerzte die traumatischen Folgen von Augenverwundungen durch Zündhütchenexplosionen, die viele Eigenheiten darbieten, ihrer Beobachtung recht würdigen mögen. Jetzt, wo diese Art der Gewehrfeuerung aller Orten bei Armeen und im Civildienste eingeführt ist, kommen solche Unglücksfälle recht häufig vor.

Die Behandlung der traumatischen Iritis muss theils prophylaktisch, theils radikal sein. Die erstere besteht darin, dass sogleich nach der Verwundung der Iris oder des Bulbus eine reichliche Menge Blut gelassen und kalte Umschläge auf das Auge gemacht werden. Man hat empfohlen, Blutegel an die Augenlider zu setzen, diese ziehen aber das Blut mehr dahin und vermehren so die Entzündung, bewirken auch leicht eine ödematöse Blepharitis; besser ist es, man applicirt die Blutegel hinter die Ohren oder am Nacken. Ein anderes wichtiges Mittel ist die Abführung durch antiphlogistische Salze; strenge Diät, grösste Ruhe des Geistes und Körpers, und Schonung beider Augen sind ferner dringendst erforderlich. Auf diese Weise wird bisweilen den gefährlichen Folgen oder Ausgängen der Iritis traumatica vorgebeugt. Kalte Umschläge, denen Belladonnen-Extrakt (Receptformel N. 1) beigemengt ist, wirken wohlthätig auf das verwundete Irisparenchym, und verhindern oft traurige Nachkrankheiten als: Synizesis oder Synechia. Ist Iritis traumatica in das exsudative Stadium übergegangen, so sind es anhaltend antiphlogistische, abführende und resolvirende Mittel, die angezeigt sind; man verlasse ihre Anwendung nicht zu früh; sodann wende man sich aber zu Mitteln, die direkt auf die Augen wirken, z. B. Arnica oder Senega. Doch hüte man sich wohl, diese Mittel eher anzuwenden, als das akute Entzündungsstadium sich vermindert hat. Man achte aber immer bei der Behandlung der traumatischen Iritis auf den Zustand des ganzen Körpers, und nehme die Indikationen, um die Mittel beim exsudativen Stadium der Iritis richtig zu treffen, aus der Constitution des Patienten und aus der Art des Exsudates, ob es nämlich lymphatisch oder purulent ist. Zuweilen werden Ableitungsmittel hier erfordert und Einträufelung von solchen Augenwässern, welche vorzüglich wirksam sind, die Ausschwitzungen zu zertheilen. (Anhang N. 2.)

So gelingt es zuweilen, die schlimmen Nachkrankheiten der Iritis zu verhindern, oder wenn sie schon aus gebildet waren sie zu heben; zuweilen ist aber auch jede Hülfe erfolglos.

Viertes Buch.

Von der Iritis serosa und ihren verschiedenen Arten.

Unter seröser, (vorderer, oberflächlicher) Iritis verstehen wir die Entzündung der serösen Haut, welche die vordere Fläche der Iris überzieht. Bei einer Iritis dieser Art kommen folgende objektive und subjektive Erscheinungen vor. Der Kranke fühlt am Auge einen leichten Schmerz, den er bisweilen mit der Empfindung vergleicht, als wenn die Pupille ihm weh thäte, oder als wenn die Cornea die Iris berührte. Die seröse Membran der Iris wird von den jetzt strotzenden Blutgefässen ausgedehnt, so dass die hellen und dunklen Streifen verschwinden, die Iris etwas anschwillt, schlaff und vorgetrieben erscheint und sich träger bewegt. Die Pupille zieht sich meistens zusammen. Wenn die Entzündung zur hinteren serösen Fläche der Cornea übergeht, so pflegt allmählich grössere oder geringere Verdunklung derselben einzutreten, wodurch es bisweilen unmöglich oft wenigstens sehr schwer wird, die Iris zu beobachten.

In diesem Falle zeigt sich dann jener rothe Ring in der Sclerotica um die Cornea herum; derselbe ist aus sehr feinen Gefässen zusammengesetzt, welche in dem

Annulus Conjunctivae sitzen und die mit ausgedehnten Gefässen des Ciliarbandes communiciren, das zugleich mit der serösen Haut der vordern Augenkammer entzündlich ergriffen ist, (Klinische Darstellungen B. I. Taf. 6.) Alle diese Symptome nehmen zu, wenn die Krankheit in's zweite Stadium übergeht. Denn der grösste Theil der vorderen Fläche der Iris ist mit lymphatischer Feuchtigkeit, wie mit einem Schleier bedeckt und verdunkelt, welcher die Farbe der Iris zu erkennen verhindert. Die wässrige Feuchtigkeit wird trübe. Oft sammelt sich im Grunde der ausgedehnten vorderen Augenkammer jene lymphatische Feuchtigkeit an, welche von der serösen Bedeckung der Iris abgesondert wird, und wohl vom Hypopyon zu unterscheiden ist; später hängen die verzogenen Ränder der Pupille durch ausgeschwitzte Lymphe genau zusammen, wodurch die Bewegung der Iris verhindert wird, und oft fehlt nicht viel, dass der Kranke erblindet.

Unter diesen Umständen sehen wir auf der vorderen Fläche der Iris nicht selten neue Gefässe, welche auch zur serösen Haut der Cornea übergehen. Diese neuen Gefässe der Membrana humoris aquei sind konstante Zeichen der Entzündung seröser Häute. Sie bieten einen wunderbar schönen Anblick dar, wenn sie mit der Loupe betrachtet werden. Diese neuen Gefässe am Ciliarrand scheinen vom orbiculus ciliaris herzukommen. Vom Ciliarrand zur Pupille verlaufen sie geschlängelt, und verschwinden an den Rändern der unregelmässigen Pupille, indem sie nach der Uvea zu gehen. Manche Aerzte glauben aus dem Verlaufe, der Form und Farbe dieser Gefässe die speciellere Natur der Krankheit erkennen zu können, was wir nicht für möglich halten.

Bei zunehmender Krankheit beugt die Pupille ihren Rand einwärts und so entsteht Entropium der Iris. Die an den Rändern der Iris ausgeschwitzte Lymphe verbindet mit diesem Rand nicht nur die vordere Kapselwand auf mannichfache Weise, sondern klebt zuweilen auch die Ränder der Pupille unter sich zusammen. Manchmal sitzen einzelne Tröpfchen ausgeschwitzter Lymphe in regelmässiger Ordnung an den Rändern der Pupille, was wunderbar aussieht; ja ich habe gesehen, dass die lymphatischen Exsudationen bei Iritis die Form einer in die vordere Augenkammer vorgefallenen kataraktösen Linse angenommen hatten (*De Iritide* Tab. I. 1.), so dass ich erst bei genauerer Untersuchung meinen Irrthum erkannte; dann habe ich auch ausgeschwitzte Lymphe im Humor aqueus schwimmend gesehen. Einmal habe ich bei einem scrophulösen Mädchen um die Zeit der Mannbarkeit, nachdem die Augen mehrere Jahre lang an seröser Iritis gelitten hatten, eine neue Haut bemerkt, welche von der Fläche der Iris mit einzelnen Wurzeln am Ciliarrande entspringend, vor der Pupille einen rundlichen Schleier bildete. (Klinische Darstellungen B. I. XXIV. 24.) Diese neue Haut der vorderen Kammer fluktuirte bei den Bewegungen des Auges hin und her.

Zuweilen wird bei der Iritis serosa Blut in einzelnen rothen Punkten ausgeschwitzt (*De Iritide* Tab. I. Fig. I.) und dadurch der Humor aqueus roth gefärbt, oder die färbenden Bestandtheile des Blutes häufen sich am unteren Rande der vorderen Augenkammer an. Ich habe mehrmals Augen zergliedert, die an exsudativer Iritis litten. Ich fand dann sowohl die seröse Membran der Iris, als das Ciliarband verdickt und verbildet, indem diese Membran an Hypertrophie litt, welche, vom orbiculus ciliaris ausgehend, mit einzelnen Fäden zur membrana humoris aquei überging. (Klinische Darstellung. B. I. VIII. 5. 9). Die Iris selbst erscheint bei genauerer Betrachtung dicker als gewöhnlich. Die Fäden, welche zur Linsenkapsel gehen, hängen hier und da genau mit ihr zusammen, wodurch leichte, umschriebene Trübungen der Kapsel entstehen.

Die Ausgänge der Iritis serosa sind folgende: Wenn der Schmerz und die rothe Färbung schon am Anfang der Krankheit gering sind und allmählig verschwinden, so ist auf baldige Wiederkehr der Gesundheit zu hoffen; denn wir sehen öfters, dass der plastische Stoff, welcher die Iris bedeckt, zertheilt wird, und dann hindert nichts, dass die Pupille, ihre frühere Schwärze, ihre natürliche Lage und Form und die Iris selbst ihre natürliche Farbe wieder erlange. Zugleich damit verschwindet die Trübung des humor aqueus und die Geschwulst der serösen Haut der Cornea, und der Blick in das innere Auge steht offen.

Ich verfehle nicht die Augenärzte aufmerksam zu machen, diesen Ausgang der Iritis serosa mit der Genauigkeit zu beobachten und zu erwägen, welche er verdient, denn man kann nicht leicht an einer anderen Stelle des Körpers die verschiedene Natur der serösen Ausschwitzungen und die Art und Weise, in der sie resorbirt werden, genauer beobachten als hier.

Ein anderer Ausgang der Krankheit ist der, dass der Kranke zwar gesund, aber das Auge doch nicht ganz hergestellt wird, indem die Iris nur träge sich bewegt und die Pupille verzogen bleibt. In einem solchen Auge wird die seröse Membran hypertrophisch, selbst verhärtet.

Oft geht auch die Krankheit in andere pathologische Zustände über, und dann entstehen verschiedene Arten von Synechia anterior und Cataracta lymphatica.

Bei Feststellung der Prognose, welche im Allgemeinen günstig ist, müssen wir beachten, ob die seröse Haut der Iris allein entzündet ist, und dann können wir auf einen glücklichen Verlauf rechnen, oder ob das Parenchym der Iris ergriffen ist, und in diesem Falle treten heftige Symptome auf, welche den schon an sich sehr schnellen Gang der Entzündung begleiten und einen üblen Ausgang fürchten lassen. Es ist bekannt, dass Alter und

Constitution des Kranken zum glücklichen Ausgange der Krankheit viel beitragen, dass im Jünglingsalter bei kräftigem Körper jede Krankheit weniger leicht einen schlimmen Ausgang nimmt, als bei Kachektischen.

Wenn aber ein so edles Organ, wie die Iris ergriffen ist, so hat man bei Feststellung der Prognose auch zu überlegen, wie bedeutend die Fortschritte sind, welche die Entzündung bereits gemacht hat.

Nach gehöriger Vergleichung der oben angeführten Symptome wird die Diagnose leicht. Nichts desto weniger könnte man sie mit einer parenchymatösen Entzündung verwechseln, wenn nicht die Lichtscheu, der heftige Schmerz des Auges und seiner Höhle, die zusammengezogene Pupille, deren Ränder umgeschlagen und ungleich sind, die Entfärbung der Iris, und endlich der sehr rasche Verlauf die parenchymatöse Entzündung von der serösen strenge schieden. Da Iritis serosa auch mit Entzündung der Linsenkapsel verwechselt werden kann, so muss hier angeführt werden, dass die Iris Veränderungen erleidet, welche vom äusseren Ring der Iris ausgehen und zur Entfärbung werden, dass Schmerzen und Lichtscheu den Kranken quälen, während die Pupille keine neugebildeten Gefässe hat.

Die Ursachen der Iritis serosa betreffend, ist folgendes zu erinnern. Sie findet sich sehr selten bei gesunden Menschen, fast könnte man behaupten, nur bei Kachektischen. Die nächste Ursache sind gewöhnlich Augenwunden bei solchen, welche an ausgesprochener oder versteckter scrophulöser, rheumatischer oder psorischer Dyskrasie leiden. Diese Entzündung ist eine der häufigsten Nachkrankheiten der Staaroperation, besonders nach Keratonyxis. Sodann haben wir öfters eine spontane Entstehung dieser Krankheit bei scrophulösen Kindern, in Folge von Masern, Scharlach, Variola und Varioloiden, bei Erwachsenen nach Erkältung beobachtet; letzere Kranke haben aber dann Disposition zu Rheumatismus oder sie haben veraltete Syphilis oder Krätze in sich. Es besteht ein merkwürdiges Wechselverhältniss zwischen der scrophulösen, rheumatischen und der aus beiden gemischten Dyskrasie und der Iritis serosa, so dass nach meinen Beobachtungen die scrophulöse, rheumatische und dyskratische Entzündung eigene, leicht erkennbare Species der Iritis serosa bilden.

Behandlung im Allgemeinen. Im ersten Stadium darf man nicht versäumen, die Antiphlogose anzuwenden, und muss dann zu Mitteln übergehen, welche die Ausschwitzung verhindern. Im Anfange der Krankheit verhindert eine reichliche Blutentziehung manchmal den Uebergang zur Exsudation. Dasselbe gilt im Allgemeinen von der Anwendung der Blutegel, welche man ja nicht an die Augenlider setzen darf, denn so würde die Entzündung vielmehr gesteigert und der beginnenden serösen Iritis eine künstliche Augenlidentzündung oder ödematöse Conjunctivitis hinzugefügt werden. Besonders zu empfehlen sind beim Beginn dieser Krankheit die Neutralsalze in leicht abführender Gabe gereicht; damit verbindet man eine Emulsion und diese einfachen Mittel haben eine solche Wirksamkeit, dass ich sie nur auf's dringendste empfehlen kann.

Dagegen hüte man sich besonders im ersten Stadium der Krankheit allzuschnell zu den specifischen Mitteln überzugehen. Der Kranke beobachte strenge Diät, bedecke sein Auge mit einem leinenen Läppchen, oder einem narkotischen Kräutersäckchen (S. Receptformel N. 3). Dauert trotz dieser Mittel die Iritis fort, so hat man den inneren Gebrauch des Calomel mit dem Extract. Hyoscyami empfohlen, ausserdem Laxanzen.

Bei der syphilitischen Iritis serosa werden Merkurialien angewendet, unter denen der Sublimat (Receptformel N. 4) oder das Calomel mit dem Conium maculatum oder mit Antimonialien gemischt den Vorzug verdienen. Zur Vertreibung der nächtlichen Schmerzen, welche wie oben erwähnt viel dazu beitragen, dass Iris und Pupille schnell sich verändern, dient nichts besser als eine Merkurialeinreibung mit Opium oder Morphium um die Augenhöhle, z. B. Unguent. Hydrarg. ciner. mit Laudanum liquidum, bis die Schmerzen sich verlieren, angewendet; (Receptformel N. 5.). Man ist ferner darüber einig, dass, um die Verengerung der Pupille und die Verwachsung der Iris zu hindern, man eine Auflösung des Extr. Belladonnae mehrmals täglich eintröpfeln, oder, wenn dies nicht möglich ist, ein Ungt. Belladonnae um die Orbita einreiben müsse (Receptformel N. 6.). Im übrigen muss man sich der örtlichen Mittel enthalten, sie bringen mehr Schaden als Nutzen.

Folgende Behandlungsweise habe ich bei der Iritis seroso-scrophulosa häufig mit Nutzen angewendet. Wenn, wie so häufig geschieht, Iritis serosa bei Skrophulösen entsteht, und die Antiphlogistica nichts helfen, sondern die Krankheit in andere Stadien übergeht, so nehmen wir unsere Zuflucht zum salzsauren Baryt, einem Mittel, das nicht nur antiscrophulös, sondern fast specifisch auf die entzündeten serösen Häute des Auges wirkt. Es heilt zwar nicht schnell, aber sicher. Aehnlich wirkt die Cicuta, daher pflegen wir beide Mittel mit Hülfe des Kirschlorberwassers zu verbinden (Receptformel N. 7.) Oleum Jecoris und Tinctur. Rhois verdienen ebenfalls Beachtung; wir haben beide Mittel öfters mit Erfolg angewendet (Receptformel N. 8. 9.)

Ausser dieser Entzündung der serösen Haut der Iris, welche bisher betrachtet wurde, und von der scrophulösen Dyskrasie abhängt, oder bei scrophulösen Menschen nach äusserer Verletzung sich ausbildet, und welche wir Iritis seroso-scrophulosa nennen, kommt noch eine Iritis seroso-rheumatica vor, welche wir im Folgenden besprechen.

Die Iritis seroso-rheumatica entspringt gewöhnlich in der Sclerotica und dem Ciliarbande und geht von da auf die seröse Umhüllung der Iris über; bei weiterem Verlaufe und wachsender Heftigkeit der Krankheit wird selbst das Parenchym der Iris afficirt; manchmal ergreift die Krankheit die Cornea, seltner, jedoch auch, die Linsenkapsel. Gewöhnlich erscheint sie in einem Auge zuerst und ergreift in der Folge das andere.

Allgemeine Erscheinungen sind: Fieber, stechender, zerrender Schmerz im Auge, Abends heftiger geröthetes Gefässnetz in der Sclerotica und Iris, Neigung zu akuter Wassersucht des Auges. Die Bewegung der Iris ist vermindert. Ausser diesen allgemeinen Zeichen sind noch andere zu erwähnen, welche sich erst bei genauer Untersuchung ergeben.

Wenn die serös-rheumatische Iritis von der Sclerotica und dem Ciliarband ausgeht, so lässt sich eine rosige Röthe in den feinsten Gefässen der Sclerotica, besonders an ihrem vorderen Theile in der Nähe der Cornea unterscheiden, darauf entsteht eine eigenthümliche Anschwellung des Theiles, den wir den Ring der Conjunctiva genannt haben; diese Röthe ist aus kleinen Knötchen zusammengesetzt, und der Ring umgiebt bald die ganze Cornea, bald ist er nur halbmondförmig, und umschliesst sie theilweise. (Klinische Darstell. Bd. I. III. 1.) Kurz darauf geht die rheumatische Entzündung auf die seröse Haut der Iris, ja auf ihr Parenchym selbst und die Cornea über, und nun entsteht Kerato-iritis rheumatica. Die Iris ist nun entfärbt, die Pupille verengt und eckig verzogen, die Hornhaut erscheint mit nebelartigen, grauen, im obern Segment tief sitzenden Flecken besäet. Der Kranke sieht Alles durch einen dichten Nebel und wird von hartnäckiger Lichtscheu und heftigen intermittirenden Schmerzen mehrere Wochen lang gequält.

Der gewöhnliche Ausgang der rheumatischen Iritis ist eine seröse, oder wenn die Entzündung höher gesteigert war, lymphatische Ausschwitzung, daher entsteht bald Wassersucht der vorderen Augenkammer, bald Ansammlung lymphatischer Feuchtigkeit an der vorderen Umhüllung der Iris nach dem Pupillarrande zu und an der hinteren Wand der Hornhaut. Hat die Entzündung das Parenchym der Iris ergriffen, so entstehen Ausschwitzungen in dasselbe, welche eine Hypertrophie dieses Organes erzeugen; daher rührt dann die veränderte Farbe der Iris, ihre verminderte Bewegung und die Orts- und Gestaltveränderung der Pupille. Ist die rheumatische Entzündung von der Sklerotika und dem Ciliarband auf die seröse Haut der Iris übergegangen, so bleibt nicht selten Atrophie des Orbiculus ciliaris zurück, und dann erscheint an der Cornea ein weisser Kreis, die Iris rückt der Hornhaut näher als im normalen Zustande, so dass die vordere Augenkammer verkleinert wird, die Cornea ist ihrer normalen Durchsichtigkeit beraubt und erscheint hier und da trübe, wie mit feinem Pulver bestreut. (Klinische Darstellung. I. III. 3.) Die Bewegung der Iris ist etwas vermindert, und ihre vordere Wand sieht rauh, fast schmutzig aus.

Was die Entstehung betrifft, so ist Folgendes zu erinnern. Kein Lebensalter und keine Constitution ist von Rheumatismus und rheumatischen Augenkrankheiten frei, doch wird bei Einzelnen eine grössere Neigung zu dieser Krankheit beobachtet; so bei hysterischen, sensiblen, erschöpften Subjekten und bei allen Menschen mit zarter Haut, am meisten aber bei solchen, wo entschiedene rheumatische Dyskrasie und krankhafte Neigung zu Schweissen vorhanden ist. Die Ursache dieser Krankheit ist nicht selten in venöser Abdominalplethora, in gehindertem Kreislaufe durch das Pfortadersystem, in Verstimmung des Gangliennervensystems oder in gestörter

Funktion der Unterleibsorgane, welche der Reproduktion vorstehen, überhaupt zu suchen. Menschen von dieser Constitution werden leicht nach Erkältung oder heftiger Aufregung vom Rheumatismus ergriffen, welcher entweder primär in dem Auge erscheint, oder durch Metastasen auf die Iris überspringt, so dass die Iritis seroso-rheumatica sowohl primär als sekundär entstehen kann. Diese Krankheit neigt mehr als andere Augenentzündungen zu Recidiven.

Die Behandlung unterscheidet sich nicht von der jeder anderen rheumatischen Affektion, denn der Zweck jeder Verfahrungsweise gegen Rheuma ist, den übermässigen Andrang und die Kraft des arteriellen Blutes zu mässigen, die Plasticität desselben zu vermindern und seine phlogistische Mischung durch Verdünnung zu verbessern; dabei muss man auf die Unterleibsorgane auflösend wirken, alle Sekretionen, besonders die der Haut oder der Nieren befördern, um so das Gleichgewicht zwischen inneren und äusseren Membranen wieder herzustellen. Dies geschieht bei der Behandlung der vorliegenden Krankheit durch antiphlogistische Abführungsmittel, welche den Zudrang der Säfte vom Auge und Kopfe ableiten und die gastrischen Symptome beschwichtigen; hierauf sucht man die heftigen nächtlichen Schmerzen zu lindern, entweder im Anfang der Krankheit durch einen reichlichen Aderlass, oder durch öfter wiederholte kleinere Blutentziehungen, sonach durch Ansetzen von Blutegeln oder blutigen Schröpfköpfen in den Nacken. Ausserdem leisten Nitrum in Althaea-Abkochung oder Emulsionen, Calomel, besonders wenn es mit Belladonna- oder Hyoscyamus-Extract gereicht wird, zur Begrenzung der Entzündung treffliche Dienste. Vor Allem empfiehlt man den Brechweinstein in grösserer Gabe; er leistet ausgezeichnete Dienste in allen Stadien und Formen der rheumatischen Iritis serosa, so wie in ihren Nachkrankheiten. Er ist angezeigt bei akuter rheumatischer Iritis, welche mit unbezwinglicher Neigung zur Ausschwitzung eiterähnlicher oder seröser plastischer Lymphe verbunden ist, und eben so bei chronischer rheumatischer Iritis, mag sie mit Hypopyon, oder mit Gefässentwicklung, oder mit Wassersucht der vorderen Augenkammer verbunden sein. Der Brechweinstein hat also Heilkräfte bei der rheumatischen Iritis, welche alle Aerzte einstimmig bei der Darreichung dieses Mittels in den verschiedenen Formen der Pleuritis gesehen haben. Die beste Form seiner Anwendung ist eine Auflösung desselben in destillirtem Wasser, oder einem zugleich indicirten Vehikel, z. B. Decoctum Senegae. Man giebt anfangs 2 — 3 Gr. während des Tages und steigt dann zu stärkeren Dosen. Ausserdem beachte man die auflösenden Kräfte der Senega, welche besonders gegen puriforme Ausschwitzung und Hypopyon eine grosse Wirksamkeit zeigt. Manche empfehlen auch Vinum Colchici in steigenden Dosen. Ich bin ein Lobredner der Cicuta auch bei der rheumatischen Iritis, die ich in diesen Fällen gern mit Kali sulphuricum in Solution reiche. (S. Receptformeln Nr. 10.)

Ableitende Mittel sind nicht zu vernachlässigen.

Die örtliche Behandlung spielt bei vielen Aerzten noch immer eine grosse Rolle. Es werden in dieser Beziehung viele Mittel empfohlen, die aber selten hilfreich sind. Nach den verschiedenen Stadien und Arten der Krankheit nützen bald diese, bald jene. Bei Anfang der Krankheit helfen ausser der Verhinderung des Zutrittes von künstlichem und natürlichem Licht und Luft, bald warme Leinwand - Läppchen auf das Auge gelegt, bald Einreibungen der Colomelsalbe (Receptformel 5) über die Augenbraunen und in die Schläfengegend. Augenwässer mit Opium haben selten grossen Nutzen, von Manchen werden aber narkotische in der

Absicht empfohlen, die Pupille zu erweitern und die Synizesis dadurch entweder ganz zu verhindern, oder schon gebildete lymphatische Fäden an den Pupillarrändern zu zerreissen, und dadurch leichter zur Aufsaugung zu bringen. Diese Einträufelungen schaden aber wegen des Reizes, den sie hervorbringen, wenn noch ein bedeutender Grad von Entzündung besteht, und können doch keine Contraktion des angeschwollenen Irisparenchym's bewirken.

Unter den örtlichen Heilmitteln der Iritis seroso-rheumatica ist in unserer Zeit besonders die künstliche Entleerung des Humor aqueus empfohlen worden. Nach unsern Beobachtungen über die Wassersucht der vorderen Augenkammer, welche in akuter Form auf diese Iritis folgt, hilft sie bisweilen, wenn die Entzündung erst durch allgemeine und örtliche Blutentziehungen gehoben ist; bei allen anderen Folgen dieser Augenentzündung hingegen bringt diese chirurgische Hülfe Schaden. Es genügt selten, ein Mal die wässrige Feuchtigkeit entleert zu haben; man wird gezwungen mit dem Staarmesser die Cornea öfters einzuschneiden. Bei dieser Operation macht die grosse Empfindlichkeit des Auges viele Schwierigkeit, und das Auge wird, da es dabei starkem Lichte ausgesetzt wird, durch die neue Verwundung sehr verletzt. Daher mache ich bei der Behandlung der serös-rheumatischen Iritis die Punktion nur dann, wenn unerträgliche Schmerzen das Auge des Kranken und seinen ganzen Organismus heimsuchen.

Es kommt ferner noch eine Art von Iritis serosa vor, nämlich die cachectische (Iritis seroso-cachectica), welche von Einigen ganz geläugnet wird, von Anderen aber öfters beobachtet wurde. Es ist wohl der Mühe werth, die Natur dieser Iritis genauer zu erforschen, als bisher geschehen ist, um allmählig ihre Existenz ausser Zweifel zu stellen, und die

Zeichen, durch die sie sich von ähnlichen Krankheiten unterscheidet, kennen zu lernen.

Folgendes sind ihre objektiven Symptome: Beim Beginnen der Krankheit zeigen sich am obern Rande der Hornhaut neue Gefässe und zwar erweitert, zugleich mit wolkiger Trübung der Cornea, während ihre Conjunktiva durchsichtig bleibt. Nach zwei bis drei Tagen fängt die Cornea, deren Centrum gänzlich undurchsichtig ist, an Verdunklung zu leiden. Während Umfang und Form der Pupille bedeutend leiden, wird die Farbe des äusseren Ringes der Iris grün, indem jene Gefässe am oberen Rande der Cornea allmählig verschwinden. Bei wachsender Entzündung und Verdunklung der Cornea scheint die vordere Augenkammer mit kuglichen Körperchen oder weisslicher Masse so angefüllt zu werden, dass auch keine Spur mehr von der Pupille sichtbar bleibt. Die hintere Fläche der Hornhaut ist einem Geschwüre nicht unähnlich; der Mittelpunkt dieser Membran, der am meisten verdunkelt ist, scheint pyramidenförmig hervorzuragen und ist von milchweisser Farbe. Der blasse Ring um die Cornea wird von einem lebhaft rothem Gefässkranz umgeben. Die fast pathognomonischen Zeichen dieser kachektischen Entzündung der Iris sind die Erscheinungen, dass die Trübung der Cornea und der sie umgebende Gefässkranz oft in kurzer Zeit verschiedene Veränderungen erleiden. Hat die Krankheit auf dem einen Auge ihre Höhe erreicht, so pflegt sie das andere zu ergreifen, in dem Stadium, wo die aufgelockerte Conjunktiva die platter gewordene und in ihrem Centrum hervorragende Cornea wallähnlich umgiebt. Die Krankheit kann nach Beobachtungen Wochen, ja Monate und Jahre lang auf ihrer Höhe stehen bleiben. Ist die Entzündung durch eine passende Behandlung gebrochen, so verschwindet allmählig der Gefässkranz um die Cornea und die Verdunklung dieser Haut, obgleich in ihrer Mitte ein vollkommen undurchsichtiger Flecken von weisser Farbe zurückbleibt. Auf der Wasserhaut sieht man röthliche Punkte, ausgeschwitztem Blute ähnlich, die Conjunktiva und Sklerotika werden bei Abnahme der Krankheit allmählig entfärbt, wobei nur kleine bläuliche oder rothe Flecken dazwischen zurückbleiben. Ist die Durchsichtigkeit der Hornhaut wieder hergestellt, so kommt ein der serös-kachektischen Iritis eigenes Zeichen zur Ansicht, nämlich die entfärbte Iris ist trichterförmig nach rückwärts gezogen, die Pupille nicht verzogen, schwarz, rund, von normalem Umfang, aber vollkommen unbeweglich und weit von der Cornea abstehend. Dies Symptom, das bis zum Ende der Krankheit anhält, pflegt nun zu verschwinden, kehrt aber bisweilen zurück.

Die subjektiven Symptome sind bei der kachektischen Iritis folgende: Schon von Anfang der Krankheit ist Schwäche, oder selbst vollkommener Mangel des Sehvermögens vorhanden, zu dem sich Lichtscheu, ein leichter Grad von Ptosis, Thränenfluss und ein drückender Schmerz in der Stirngegend gesellen. Diese Zeichen vermehren sich allmählig bis zur Höhe der Krankheit. Das Sehvermögen kehrt nur allmählig zu seiner frühern Stärke zurück, indem die Kranken zuerst nahe und beschattete Gegenstände sehen. Zuweilen ist diese Entzündung der Iris nicht von Fieber begleitet.

Diese Iritis wird durch verschiedene kachektische Ursachen erregt. Es ist sehr zu bedauern, dass unsere Kenntniss von der mannigfachen Entstehungsweise dieser Krankheit so mangelhaft ist. Von der Keratitis und deren Nachkrankheiten, wie Hornhautflecken und Geschwüren, unterscheidet sich die seröse kachektische Iritis besonders durch einen besondern Ursprung und Verlauf; auch von den parenchymatösen Entzündungen der Iris weicht sie ab, bei welchen die Pupille entweder verzogen, oder eckig, oder verengt ist, und nie wird die Cornea so sehr getrübt, wie gerade bei der Iritis seroso-cachectica. Diese Iritis, welche vorzüglich entnervte und kachektische Körper, besonders ältere Weiber mit blauen Augen ergreift, ist schwer zu heilen. Unter allen Mitteln ist von dem inneren Gebrauch derjenigen, welche die Säfte verbessern und von der oft verborgenen und unbekannten Dyskrasie befreite, der meiste Erfolg zu erwarten. Die antiphlogistische und ableitende Methode bringen wenig Nutzen, obgleich sie nicht ganz zu verwerfen sind. Von der örtlichen und diätetischen Behandlung dieser Iritis gelten alle die Vorschriften, welche in dem Capitel über die rheumatische gegeben worden sind. Es genügt gewöhnlich, das Auge vor der Einwirkung der Kälte und Luft zu bewahren, eben so vor Feuer, Sonne und Licht. Ist das Auge sehr schmerzhaft, gespannt und heiss, so werde es mit trocknen, warmen Compressen gebäht. Feuchtes verträgt ein solches Auge nicht. Will man aber die Trockenheit des Auges heben, so werde es mit feuchten Läppchen belegt, die in ein Dekokt von Hollunder- oder Malvenblüthen mit etwas Milch gemischt, getaucht sind. Dann werde 2—3 Mal wöchentlich eine Auflösung von Belladonnenextrakt in das kranke Auge geträufelt, durch diese künstliche Mydriasis wird in der ergriffenen Iris ein neues, wohlthätiges Leben geweckt. Laue Bäder sind bei dieser Art der Iritis sehr nützlich, besonders Seifenbäder oder Bäder mit Potasche.

Ueber die innere Behandlung ist Folgendes zu sagen. Resolvirende und die Säfte verbessernde Decocte, wie die der Sassaparille, Senega, Arnica mit kohlensaurem Natron oder Kali haben mir manchmal genützt. Manche geben an, grosse Vortheile vom innern Gebrauch der Chinarinde gesehen zu haben; Andere, worunter ich selbst, rühmen die Cicuta, entweder allein oder mit China, salzsaurem Baryt, Kirschlorbeerwasser, oder den

Gummatibus ferulaceis verbunden. Vor Allem aber empfehle ich den inneren Gebrauch des Kali und Natron hydrojodicum; es hat sich bewährt, dass dieses Mittel eine ausgezeichnete Kraft besitzt, die von der serösen Haut der Iris krankhaft abgesonderte Masse zur Resorption zu bringen, und den verborgenen Sitz im Körper versteckter Kachexieen zu vernichten.

Die erste und letzte Regel aber bei jeder Behandlung der Iritis seroso-cachectica ist, dass man suchen muss, den Kranken von den verdorbenen Säften zu befreien, welche, in der Iris lokalisirt, eine eigenthümliche Entzündung darin erregt haben. Daher muss man die besonderen Ursachen jeder Iritis zu erforschen suchen, und dann wird es nicht schwer sein, das rechte Mittel zu finden.

Man hat mancherlei Vorbauungsmittel zur Verhütung von Recidiven vorgeschlagen; im Allgemeinen helfen besänftigende, säfteverbessernde und auflösende Mittel, unter denen Molken, Kräutersäfte, abführende, salinische und auflösende Mineralwässer, laue und kalte Bäder, besonders aber kühlende Abführungsmittel, einige Mal wiederholt, den Vorzug verdienen. Brunnenkuren zu Karlsbad, Marienbad, Kissingen, Eger, Homburg u. s. w. ferner zu Kreuznach, Ischl, Kösen u. s. w. sind hier zu empfehlen, bei deren Anwendung der heilbringende Einfluss der Ortsveränderung mit den therapeutischen Wirkungen der genannten Mineralquellen zusammentrifft. Die richtige Wahl solcher Brunnenkuren hat aber seine grossen Schwierigkeiten, und ist eine schwer zu lösende Aufgabe für den Arzt.

Fünftes Buch.

Von der Iritis parenchymatosa und ihren verschiedenen Arten.

Iritis parenchymatosa ist diejenige Entzündung, welche im eigentlichen Gewebe der Iris selbst ihren Sitz hat. Es leidet also primär der Theil der Iris, welcher zwischen der Hydromeninx und der Uvea liegt; es werden demnach die das Organ bildenden Gefässe der Iris und das damit eng verbundene Bildungsgewebe desselben von der Entzündung ergriffen.

Diese kann entstehen aus äusseren und inneren Ursachen. Zu den ersten gehören Wunden; zu den zweiten Dyskrasieen, wie die gichtische, syphilitische, psorische, merkurielle und diejenige, welche den Weichselzopf erzeugt, die plicöse; diese afficiren die Capillargefässe, stören ihre Functionen, und machen sie zur Entzündung geneigt.

Die Entzündung des Parenchyms der Iris beginnt, ohne dass man den serösen Ueberzug derselben afficirt sieht, (der erst später entweder auf der vordern oder hintern Fläche oder in seiner Totalität in Mitleidenschaft gezogen wird), mit stechenden Schmerzen im Auge, wozu Unbeweglichkeit der Iris und Lichtscheu tritt; die Pupille ist oft eckig, meistens verzogen, nicht selten verengt, die Farbe der Iris ist verändert, das Sehvermögen geschwächt, Conjunktiva und Sklerotika sind mehr oder weniger geröthet. Beim höchsten Grade der Entzündung ist Lichtscheu und Funkensehen vorhanden; das Sehvermögen ist gänzlich verloren, die Pupille fast verschlossen, die angeschwollene Iris nach der Hornhaut vorgedrängt; dabei hat der Kranke Fieber.

Es kommen hier folgende Ausgänge vor: 1) Zertheilung, 2) Ausschwitzung plastischer Lymphe, 3) Vereiterung, 4) Blutung, 5) Verdickung der Iris. Wenn sich Eiterung bildet, was entweder an der vorderen oder hinteren serösen Fläche, selten an beiden zugleich geschieht, so zeigt sich die Iris dunkel gefärbt, die wässrige Feuchtigkeit erscheint getrübt. Schwitzt der Eiter in die Augenkammern aus, so bildet sich ein Hypopyon, das manchmal aufgesogen wird, zuweilen aber auch die Iris mit der Cornea und Linsenkapsel krankhaft verbindet. Eiter-Ausschwitzung in das Gewebe der Iris kommt ebenfalls vor, und bildet dann einen Abscess. Kommt plastische Ausschwitzung an der vorderen Fläche der Iris vor, so wird die natürliche Farbe des humor aqueus getrübt und die Form der Pupille geändert, indem sie alsdann eckig verzogen ist. Daher kommen Adhäsionen der Iris mit der Linsenkapsel. Durch plastische Ausschwitzung in das Gewebe der Iris selbst entsteht Verdickung der Iris, welche sich unter den verschiedensten Formen und Farben zeigt und eine grosse Reihe pathologischer Metamorphosen veranlasst. Im Allgemeinen ist diese Art der Iritis für das Gesicht gefährlicher als alle andere Species derselben, namentlich als die serösen. Ich habe in der Schrift De Iritide auf Tab. I. in Fig. 4 und 5 Abbildungen von verschiedenen Stufen der Iritis parenchymatosa gegeben.

Die einfachen Formen der parenchymatösen Iritis

sind die arthritische und syphilitische, die complicirten die syphilitische mit merkurieller, arthritischer oder scorbutischer Dyskrasie gemischt und dann die scrophulöse mit syphilitischer, psorischer oder plicöser Dyskrasie verbunden.

Die gichtische parenchymatöse Entzündung der Iris. Sie kommt sowohl bei solchen vor, welche an anomaler Gicht leiden, als auch bei denen, welche schon öfters Anfälle von wahrer Gelenk-Gicht hatten. Am Anfang der aus einer ausgebildeten arthritischen Dyskrasie der Säfte entsprungenen Iritis zeigt sich eine eigenthümliche Rosenröthe der Sklerotika, auf welche bald Röthe und eine geringe Geschwulst der Conjunktiva folgt, indem ihre Gefässe eine deutliche Neigung sich zu erweitern zeigen, und am vorderen Theile der Sklerotika von der Cornea durch einen bläulichen Ring getrennt sind. Die Farbe der Iris selbst ist wie in jeder anderen Entzündung verändert; eine braune Iris wird röthlich, eine graue oder blaue grünlich; die Iris selbst schwillt an, besonders in der Mitte, was sich gegen die Pupille hin deutlich zeigt (De Iritide. I. 8) Die Pupille selbst behält ihre normale Lage, wird aber enger, und bei andauernder, arthritischer Entzündung erscheint sie durch plastische Lymphe, welche besonders nach den Abendexacerbationen ausgeschwitzt zu werden pflegt, eckig und getrübt. Zuweilen, wenn die Pupille ganz verschlossen ist, erlischt das Sehvermögen bis auf die geringste Lichtempfindung.

Zu bemerken ist, dass zuweilen mit der plastischen Lymphe einzelne Bluttheile ausschwitzen, welche selten aufgesogen werden, sondern in der vorderen Augenkammer bleiben und dadurch die Entartung vermehren. (De Iritide Tab. I. 8.) Die Iris, verdickt und nach der Cornea hin verdrängt, bietet dann einen sonderbaren Anblick dar. Sie leidet nämlich entweder an allgemeiner, oder partieller Hypertrophie, wodurch ihr seröser Ueberzug und ihr eigenes Gewebe, so wie die Farbe derselben verändert werden. In einer so veränderten Iris entstehen leicht neue Gefässe, welche gewöhnlich vom Ciliarband ausgehen und nach der Pupille hin verlaufen. Allmählig nehmen sie an Zahl und Grösse so zu, dass die ganze vordere Augenkammer mit der von ihnen ausgeschwitzten Lymphe erfüllt und die Hornhaut verdunkelt wird. Diesen krankhaften Zustand der Iris habe ich öfters genauer nach dem Tode untersucht. Das eigenthümliche Gewebe der gesunden Iris ist dann schon verschwunden, und man kann nichts sehen, als eine zellige, innig zusammenhängende Masse, in der sich weder einzelne Gefässe, noch einzelne Nerven unterscheiden lassen. Zwei Mal habe ich bei einer solchen hypertrophischen Iris die Linse verdunkelt gefunden, die Kapsel hing vollkommen mit der Uvea zusammen, auch Choroidea und Glaskörper waren entartet.

Eine Abart der gichtischen Irisentzündung ist die, welche aus anomaler Gicht entspringt und den oberflächlichen Theil der Iris nebst dem serösen Ueberzug ergreift. Diese Art geht schnell in's Hypopyon über, oder in eitrige Ausschwitzungen, welche hier und da in der Hydromeninx erscheinen.

Tritt die gichtische Iritis unter diesen objektiven Zeichen auf, so leidet der Kranke sehr an stechenden oder schraubenden Schmerzen im Auge und in der Orbitalgegend, welche mit Heftigkeit bis zum Scheitel und Kinnbacken schiessen, und Nachts am stärksten sind; dabei ist heftige Lichtscheu, Thränenfluss und öfters Fieber vorhanden; manchmal sammelt sich in den Augenwinkeln, besonders bei Bewegung der Augenlider, ein weisslicher Schaum, der von manchen Aerzten arthritischer Schaum genannt wird; öfters schwellen die Augenlider an, und zur gichtischen Iritis gesellt sich eine ödematöse Blepharophthalmie.

Ueber die Prognose bei der gichtischen Iritis ist Folgendes zu bemerken. Wenn die Krankheit aus anomaler Gicht entstanden ist und den oberflächlichen Theil der Iris einnimmt, so wird sie leichter geheilt, als die parenchymatöse gichtische Entzündung, welche von eingewurzelter Gicht herrührt; denn leichter werden die bei der ersten stattfindenden eiterartigen Exsudationen aufgesogen, als dass die Hypertrophie getilgt werde, welche die zweite Art von Iritis begleitet und sie dem Sehvermögen sehr gefährlich, zu Rückfällen geneigt und schwer heilbar macht. Man muss aber auf den Grad des Augenleidens und der allgemeinen Krankheit (Gicht) achten; denn ist die allgemeine Dyskrasie weniger ausgebildet, so hat eine Augenentzündung von gleich schlimmem Aussehen weniger Gefahr für das Auge, als bei vollkommen gichtischer Diathese. Bei der Behandlung kommen sowohl äussere als innere Mittel in Betracht.

I. Innere Mittel. Kann man von Anfang der Krankheit die Antarthritica, welche wegen des bestehenden Fiebers zu sehr reizen würden, nicht geben, so ist die Antiphlogose in verschiedenen Gradationen anzuwenden. Ausser Blutentleerung, bei schwächerem Grade der Krankheit Blutegel und blutige Schröpfköpfe an den Nacken, reicht man Neutralsalze mit Tamarinden und säuerlichen kühlenden Abführmitteln. Zuweilen kann man gleich im Anfange zu den hier sehr wirksamen grossen Dosen von Calomel schreiten. Man hüte sich ja, die für die Antiphlogose passende Zeit ungenützt verstreichen zu lassen, weil dies von dem grössten Nachtheil sein kann; eben so sehr hüte man sich, die antidyskratischen Mittel zu früh zu reichen, weil ihr Gebrauch erst, wenn die Entzündung gebrochen oder ganz gehoben ward, angezeigt ist; dann aber sind von grosser Wirkung die Antimonial- und Merkurialpräparate, besonders der Sublimat, ferner Aconit, Belladonna, Cicuta, Guajac, Senega, Terpentinöl, Dulcamara, Sassaparilla als Zittmann'sches Dekokt. Man sieht manchmal den grössten Nutzen von dem Gebrauche dieser Mittel, und hat schon oft mit ihnen, besonders mit dem Sublimat und Zittmann'schen Dekokt die Hypertrophie der Iris mit Synizesis-pupillae verbunden, wenigstens theilweise geheilt. Doch alle diese Mittel sind vergebens, wenn nicht der Kranke zugleich eine angemessene Lebensweise führt, sich geistiger Getränke, saurer, fettiger, und überhaupt schwer verdaulicher Speisen und jeder geschlechtlichen Ausschweifung enthält, sich vor Witterungseinflüssen hütet, in einer warmen, reinen Luft lebt, und sich fleissig Körperbewegung macht. Um diesen Zweck zu erreichen, sind Brunnenkuren zu Marienbad, Kissingen, Homburg vor der Höhe, zu Karlsbad u. s. w. oft von dem grössten Nutzen; ist ihre Ausführung an Ort und Stelle unthunlich, so ist das Trinken dieser Mineralwasser zu Hause oft schon von dem grössten Nutzen.

2. Aeussere Mittel. Blutegel und blutige Schröpfköpfe an den Nacken, wobei die Augen vor starkem Licht und Luftzug geschützt werden müssen, sind Mittel, deren Anwendung man beim Beginn der Krankheit nicht versäumen sollte. Ist die Entzündung gemässigt, so nützt trockne Wärme auf das Auge und seine Umgebung durch Compressen, oder durch narkotische Kräutersäckchen applicirt. (Formel Nr. 3)

Belladonnenextrakt, als Auflösung in's Auge geträufelt, oder als Salbe in die Supraorbitalgegend eingerieben, lindert die gegen Abend zunehmenden Schmerzen, zertheilt die zuweilen noch längere Zeit zurückbleibende Röthe der Conjunktiva und verhindert lymphatische Ausschwitzung in die Pupille, oder bewirkt, wenn sie schon geschehen ist, ihre Resorption. Eine ähnliche Wirkung hat Opium, allein oder mit Calomel oder mit Ungt. Neapolitanum verbunden. Kein Freund von unnütz angewendeten Derivativen, vermag ich kaum zu sagen, ob dieselben sehr wirksam sind.

Ausser der angeführten Art gichtischer Iritis, ist noch die sekundäre oder symptomatische zu nennen, welche eine besondere, erst durch neuere Forschungen besser erkannte und untersuchte Krankheit der Choroidea, die man gewöhnlich Glaucoma arthriticum nennt, begleitet, oder sich vielmehr dazu gesellt. Diese Krankheit beginnt mit einer schnellen Störung des Sehvermögens, sie beginnt nämlich in der hinteren Augenkammer und zwar in der Choroidea und geht von da auf die Iris über. Die Pupille wird stark erweitert, am meisten nach den Augenwinkeln hin, so dass sie der Pupille der Wiederkäuer gleicht. Die Farbe der Iris wird verändert, während nach und nach neue Gefässe in ihr sich bilden, und hinter der Pupille erscheint ein grüngelber Schimmer, der von der Arteria centralis ausgeht und sich nach der hinteren Kapselwand erstreckt. Diese symptomatische Iritis gehört also nicht zu den der Iris eigenthümlichen Krankheiten. Verschieden davon ist die symptomatische Entzündung der Substanz der Iris, welche von Choroideitis abhängt, wenn besonders der hintere Theil dieser Membran ergriffen ist. Merkwürdig ist, dass bei dieser Form die Pupille bald vieleckig, bald birnförmig verzogen wird. Ich habe in der Fig. 7 und 8 auf Tab. I. meiner Schrift De Iritide diese verschiedenen Arten der arthritischen Affectionen der Iris neben einander abbilden lassen, die ich zu vergleichen bitte mit der hier folgenden Beschreibung.

Das Auge wurde in Folge einer Choroideitis von Iritis befallen. Es ist unregelmässige Mydriasis da, die Linse erscheint gelb, in der Capsel sind verschiedene Runzeln und Falten sichtbar, und hier und da zerstreute Partikeln melanotischer Absonderung. Der Ciliartheil der

Iris ist blau, der Pupillartheil melanotisch. Diese Erweiterung der Pupille und abnorme Absonderung des Parenchyms sprechen für eine sehr heftige Augenkrankheit. Solche Augen pflegen gänzlich zu erblinden. Wie ganz anders zeigt sich die in Fig. 8. von Tab. I. abgebildete sekundäre parenchymatöse dyskratische Iritis. Die Farbe der Iris ist in der Art geändert, dass sie glänzender, als in der Norm erscheint und hier und da mit melanotischer Absonderung bedeckt, besonders am Pupillarrand, der hier gezackt ist. Diese Partikeln haben eine längliche Form, hier und da erscheinen Theile geschlängelter Gefässe und rothe Ausschwitzungen. Die drei Kreise der Iris sind nicht zu unterscheiden. Der Pupille, welche etwas erweitert und unbeweglich ist, fehlt der normale Glanz, gleich daneben ist die Farbe theils schmutzig-schwarz, theils gelblich, das sicherste Zeichen einer chronischen Choroideitis, indem Iris und Choroidea zugleich von dyskratischer Entzündung befallen sind. Eine solche Iritis geht in vollkommene Blindheit über, weil die tiefen Gebilde des Auges leidend sind. Dieses wird durch eine Ansicht von Fig. 9. in Tab. I. der Schrift De Iritide deutlich. Ein Auge ist so in zwei Theile zerschnitten, dass die Sklerotika mit dem Sehnerven zusammenhängt und die Höhle des Auges selbst dem Blicke offen liegt. Die Form des Bulbus ist länglich. die Sklerotika hier und da verdünnt, die Retina ist etwas verdickt, hier und da von erweiterten Gefässen durchzogen und hat ihre Durchsichtigkeit verloren. Das Pigment der Choroidea ist nicht von natürlicher Farbe, sondern schmutzig braun; das Parenchym der Linse erscheint glaukomatös, d. h. grünlich. Die Iris, so weit man sie sehen kann, ist zusammengezogen, denn die Entzündung ist von der Choroidea auf sie übergegangen.

Iritis parenchymatosa syphilitica. Diese Entzündung ist nach meinen Beobachtungen seltner, als man glaubt und entsteht nur bei Individuen, die an inveterirter Lues leiden; doch wollen Manche sie auch während der Genesung von frischer Syphilis beobachtet haben. In beiden Fällen ist sie ein Zeichen von allgemeiner syphilitischer Dyskrasie.

Sie geht von den eigenthümlichen Gefässen der Iris aus, welche mit der Telu cellulosa das eigentliche Gewebe der Iris bilden, und verbreitet sich von da zuweilen auf die vordere seröse Fläche der Iris, oder auf die Uvea.

Die Krankheit beginnt mit leichter Röthe der Sklerotika und Conjunktiva, die häufig ziegelroth ist; der Ring der Conjunktiva nach der Hornhaut zu schwillt nach und nach von dünnen Gefässen an, welche nach der Peripherie des Bulbus zu allmählig verschwinden. Die angeschwollene Iris verändert ihre Farbe, die Pupille, bisweilen zusammengezogen und eckig, steigt nach der Nasenwurzel hin, indem sie nach innen und oben verzogen wird. Die Hornhaut verliert ihren Glanz vollkommen, sieht aus wie ein angehauchtes Uhrglas; der humor aqueus wird getrübt. Untersucht man die Iris mit einer Loupe, so sieht man hier und da zart geschlängelt verlaufende Gefässe, welche einzelne Bluttheilchen exhaliren; sodann zeigt sich plastische Lymphe an den Rändern der Pupille, welche bei andauernder Krankheit so zunimmt, dass die Pupille in wenigen Tagen vollkommen geschlossen ist. Oefter habe ich mit gelbem Eiter gefüllte Abscesse in der Iris gesehen, zuweilen ein wahres Hypopyon. Manche behaupten, dass bisweilen auf der vorderen Fläche der Iris roth- braune Knötchen nach Art der Condylome sich bilden, (De Iritide Tab. II. Fig. 4.); ich habe sie nie gesehen, obgleich ich sehr oft die syphilitische Iritis mit blossem und bewaffnetem Auge untersucht habe. Es ist zwar ausgeschwitzte Lymphe von verschiedener Form und Farbe da, und zwar in solcher Menge, dass sie die ganze vordere Augenkammer ausfüllt, Condylome aber können nicht vorhanden sein, da sie sich nur nahe bei einer Schleimhaut aus der Haut, aber aus keiner serösen Haut entwickeln können.

Ausser diesen pathognomonischen Symptomen in dem Auge selbst legt das Ausfallen, oder der schon vorhandene Mangel der Haare, die Caries und krankhafte Beschaffenheit der Zähne, die rothen Exantheme auf der Haut, die syphilitischen Geschwüre im Mund oder an den Genitalien, und der Verfall des ganzen Körpers von der syphilitischen Entstehung der Krankheit Zeugniss ab. Bei Beginn der Krankheit leidet Patient an grosser Empfindlichkeit der Augen, an beständigem Thränenfluss, der besonders durch Witterungsveränderungen hervorgerufen wird und an heftigem Schmerz in den Knochen der Augenhöhle, der Abends anfängt und bis zum Morgen dauert; auch ist Fieber vorhanden. Diese Krankheit ist schwer zu heilen, wegen der in der vorderen oder hinteren Augenkammer reichlich ergossenen Lymphe; dies droht dem Sehvermögen grosse Gefahr, und wenn es dadurch ein Mal aufgehoben ist, so wird es sehr selten und dann unvollkommen wieder hergestellt. Die syphilitische Iritis ist sehr zu Recidiven geneigt.

Zuweilen, jedoch selten, wird mit der Iris auch die Choroidea von syphilitischer Entzündung ergriffen; dem ganzen Auge, besonders dem Glaskörper und der Linse erwächst hieraus Verderben.

Die Behandlung muss rasch eingreifend sein, denn nur dadurch ist Heilung möglich. Man muss daher so schnell als möglich die allgemeine eingewurzelte Syphilis tilgen und zu diesem Zwecke die kräftigsten Quecksilberpräparate anwenden, der rothe Praecipitat ist von grossem Nutzen (Receptformeln N. 4. b.); sodann der Sublimat (Receptformeln N. 4.), wenn nicht der Zustand der Lungen und vorhandene Neigung oder Schwäche der Verdauungsorgane seinen Gebrauch verbieten. In diesem Falle muss man ihn mit dem Calomel vertauschen. In einzelnen Fällen ist es zuträglich, die Kur mit kräftigen Abführmitteln, besonders mit grossen Dosen Calomel zu beginnen, und dann zu den genannten Mitteln überzugehen. Ist die innere Anwendung des Quecksilbers nicht statthaft, so nützen Merkurialeinreibungen nach Louvrier's und Rust's Methode, und befördern die Kur der Iritis. Dabei muss der Kranke eine strenge Diät beobachten, blutreinigende Abkochungen und Aufgüsse, besonders von Sassaparille trinken, und Körper und Auge vor zu starken Einwirkungen der Luft und des Lichtes bewahren. Ueber das Kali oder Natron hydrojodicum habe ich bei ausgesprochener Iritis syphilitica perenchymatosa keine Erfahrungen.

Doch dies Alles genügt nicht ohne örtliche Mittel, sowohl um die nächtlichen Schmerzen zu lindern, welche eine Steigerung der Krankheit und bevorstehendes Lymphexsudat anzeigen, als auch um der Verschliessung der Pupille durch ergossene Lymphe vorzubeugen. Zu diesem Zwecke reibt man in die Supraorbital- und Schläfengegend die Quecksilbersalbe mit Opium und Belladonnen-Extrakt ein. Wird dadurch eine ödematöse Augenlidentzündung erzeugt, was nicht selten geschieht, so gebrauche ich eine Calomelsalbe (s. Receptformeln 5.) oder ich lasse die Tinct. Thebaica mit dem Extrakt aus dem Samen der Belladonna gemischt in die Supraorbitalgegend einreiben (Receptformeln 11.) dieselben Dienste leistet Belladonnensamenextrakt mit Opium zu Pulver gemacht und mit Speichel eingerieben. (Receptformeln 12.)

Complicirte syphilitische parenchymatöse Iritis. Die syphilitische Iritis ändert manchmal durch Einmischung anderer Formen ihre eigenthümliche Gestalt, wenn sie mit Gicht, Krätze oder Merkurialismus verbunden erscheint. Es sind dann gemischte Symptome vorhanden, welche für beide Dyskrasieen sprechen; die Diagnose ist dann schwierig.

Es sind davon zwei Arten zu nennen, die eine, welche aus Verbindung eingewurzelter Syphilis mit andern specifischen Krankheiten, die andere, welche aus dem Zusammentreffen der scrophulösen mit einer andern Dyskrasie entsteht. Die syphilitische mit merkuriellen Symptomen kommt besonders bei denen vor, welche eine falsche Behandlung der Syphilis erlitten haben.

Iritis parenchymatosa syphilitico-mercurialis. Der Sitz dieser Entzündung beginnt in den Gefässen der Iris, besonders in den venösen, und geht von da schnell auf die seröse Membran über. Sie weicht von der rein syphilitischen Entzündung durch geringere Anschwellung der Iris ab und durch grösseres Ergriffensein der Wasserhaut. Die Conjunktiva und Sklerotika werden eigenthümlich blaurosenroth gefärbt, schwellen aber nicht an; ihre Gefässe erscheinen erweitert. Die Cornea umgiebt ein blauer Ring, der manchmal blauweisslich wird. Die Entzündung der Iris selbst, welche nicht zu Ausschwitzungen geneigt ist, pflegt Abends heftiger zu werden, aber nicht so schmerzhaft als bei der syphilitischen Iritis. Die Pupille ist oval, aber nicht weit, sondern eher zusammengezogen. Die allgemeinen Symptome sind aus der Hydrargyrosis und Syphilis gemischt, besonders die livide Farbe und Anschwellung des Zahnfleisches, der Leberschmerz, Rheumatismus und die allgemeine Muskelschwäche. Das Gesicht selbst ist geschwächt, die Lichtscheu und die nächtliche Zunahme der Schmerzen in der Augenhöhle und den Zähnen mässig, der Thränenfluss stark, das Fieber gering. Bei längerer Dauer geht die Krankheit in plastische und eiterartige Ausschwitzungen über, welche die Funktion der vorderen Augenkammer stören und verschiedene Gestalten z. B. Fäden bilden. Sie geht leichter in Synechieen als in Synizesis pupillae über. Wird diese Augenkrankheit aber vernachlässigt, so pflanzt sie sich auf die Choroidea fort, und dann drohen dem Sehvermögen viele Gefahren, besonders die Affektionen des Glaskörpers und der Retina, welche man gewöhnlich Synchysis nennt. Ich konnte bisher noch keine anatomisch-pathologische Untersuchung eines solchen Auges anstellen.

Die Behandlung dieser complicirten Augenkrankheit, ist nur mit innern Mitteln zu unternehmen. Man muss mit der Behandlung der Hydrargyrosis beginnen. Die schädlichen Folgen vom Gebrauch des Quecksilbers in grossen Dosen pflegen nach meinen Beobachtungen oft gründlich durch Schwefelleber, Natron oder Kali carbonicum, Extract. Chelidonii majoris, Sassaparille u. s. w. innerlich gegeben, wobei strenge Diät beobachtet wird, gehoben zu werden. Zuweilen leistet die Anwendung des Goldes und des Kali und Natron hydrojodicum dieselben Dienste. Ist die Merkurialkrankheit durch diese Mittel geheilt, so pflegen die pathognomonischen Zeichen der syphilitischen Iritis hervorzutreten, doch mit geringerer Heftigkeit. Zuweilen wird durch die sekundäre Wirkung der Merkurialmittel, welche nun gleichsam von Neuem in Wirksamkeit treten, die syphilitische Iritis geheilt, andere Male muss man sie von Neuem anwenden.

Iritis perenchymatosa syphilitico-arthritica. Bei dieser leidet nicht allein die Iris, sondern auch die Sklerotika und Choroidea. Es sind sowohl die bekannten Zeichen der syphilitischen Iritis vorhanden, als andere, welche die Arthritis aussprechen, z. B. der bläulich-weisse Ring an der Grenze von Sklerotika und Hornhaut, die bläulich-rothe Färbung der Sklerotika. Zuweilen schwillt auch die Conjunktiva an. Plastische Ausschwitzungen der Iris bilden sich langsamer, als in den übrigen Entzündungen; am schnellsten entsteht vordere Wassersucht der Sklerotika, weil die seröse Membran derselben, wo sie die Hornhaut berührt und durch das Ciliarband an die Iris befestigt wird, wenn sie von arthritischer Entzündung ergriffen ist, zu serösen Ausschwitzungen geneigt ist. Diese gemischte Augenkrankheit hat Neigung in vollkommenes oder theilweises vorderes Staphylom der Sklerotika überzugehen, was für das Gesicht sehr gefährlich ist. Auch heilt eine zweckmässige Behandlung, welche sowohl gegen Gicht, als gegen Syphilis gerichtet sein muss, obgleich sie Anfangs einen guten Erfolg verspricht, diese Krankheit selten vollkommen. Ihre Ausgänge sind meist unheilbar, durch krankhafte Umänderungen der Iris, oder Sklerotika, oder der Choroidea, des Pigmentes, des Glaskörpers und der Netzhaut. (De Iritide Tab. I. Fig. 7. 8. 9.)

Iritis parenchymatosa syphilitico-scorbutica. Dies ist die dritte bemerkenswerthe Complikation, welche jedoch selten, und nur bei herunter gekommenen ausschweifenden Menschen vorkommt. Sie ist der syphilitisch - merkuriellen nicht unähnlich, unterscheidet sich aber durch eine dunkelblaue Färbung von derselben, welche sich über das ganze Auge und die Augenlider verbreitet, so wie überhaupt durch das Vorwalten venöser Dyskrasie in mehrern Systemen des Organismus. Vorzüglich sind die allgemeinen Zeichen des Skorbuts vorhanden. Die Krankheit ist sehr schwer heilbar. Der innere und äussere Gebrauch vegetabilischer und mineralischer Säuren, namentlich der Scottschen Fussbäder und Waschungen verdienen bei Luftgenuss und bei vegetabilischer Kost die ausgebreitetste Anwendung. Es handelt sich hier zunächst um Beseitigung des Scorbut's, nach diesem ist die Syphilis zu heben.

Complicirte skrophulöse parenchymatöse Iritis. Die Scrophulosis hat eine innige Beziehung zu mehreren Augenhäuten, nicht nur zur Conjunktiva und Hornhaut, sondern auch, wovon hier allein die Rede sein kann und schon war, zur Iris. Es kommen aber verschiedene Modifikationen der skrophulösen Dyskrasie vor, welche die allgemeine Pathologie noch nicht genug untersucht, daher nicht genügend erkannt hat, und die besonders daher entsteht, dass zu der angeborenen oder erworbenen Skrophelanlage eine neue Verderbniss der Säfte hinzutritt, besonders die syphilitische, psorische und plicöse. Befallen diese Dyskrasieen, was sie leicht thun, das Auge, so ergreifen sie vorzugsweise die Substanz der Iris und bilden mannichfache Formen von Iritis. Mehr als bisher geschehen ist, sollten die Aerzte auf diesen sehr vernachlässigten Theil der Augenheilkunde ihre Aufmerksamkeit richten und diese fühlbare Lücke ausfüllen. Folgendes habe ich darüber beobachtet.

Skrophulös-syphilitische parenchymatöse Iritis. Dies ist die erste Form. Constatirte syphilitische Ansteckung und skrophulöser Habitus sind die besten Kennzeichen dieser komplicirten Entzündung, welche bei Kindern und Erwachsenen vorzukommen pflegt. Die Form und der Verlauf der Iritis selbst ist aus der syphilitischen und skrophulösen gemischt. Sie ergreift nicht nur das Parenchym der Iris, und ihren serösen Ueberzug, sondern geht auch auf das Ciliarband, die Sklerotika, die Ciliarfortsätze und auf das Linsensystem über. Daher kommt ihr übler Ausgang in Synizesis, Synechieen, Staphylom der Sklerotika und komplicirte Cataracta. Die Entzündung neigt besonders zu albuminös-fibrösen Ausschwitzungen, übrigens zeigt die Iris dabei keine anderen Erscheinungen als bei der syphilitischen; die Cornea sieht schmutzig grünlich aus, trübem Glase ähnlich und wie mit feinem Mehle bestreut. Lichtscheu und Thränenfluss sind stärker als bei anderen Entzündungen. Die Behandlung bedarf sowohl antiskrophulöser als antiphlogistischer Mittel, doch hüte man sich vor dem Missbrauch des Merkurs. Oefter hat mir Cicuta, und

Sassaparille, ferner das Kirschlorbeerwasser Hülfe geleistet. Diese Mittel ziehe ich allen andern vor; ich gebe sie gern und mit Ausdauer bevor ich Merkurialien anwende.

Skrophulös-psorische parenchymatöse Iritis. Diese entsteht, wenn bei skrophulösen Menschen aus schlecht behandelter und unterdrückter Krätze oder Kopfgrind eine psorische Dyskrasie sich bildet. Diese gemischte Dyskrasie hat eine eigne Neigung, ohne äussere Veranlassung sich auf die Iris zu versetzen, woraus dann eine parenchymatöse Iritis entsteht, welche vorzüglich durch neue Gefässbildung sich auszeichnet. Besonders entsteht sie bei so disponirten Individuen nach Verwundung der Augen. Ausser den bekannten Symptomen dieser gemischten Dyskrasie, welche die psorische skrophulöse Dyskrasie zu begleiten pflegen, z. B. chronische Exantheme, Ausfallen der Haare, äussere Geschwüre der Nase, entstehen plötzlich neue Gefässe in der Iris, welche vom Ciliarband zu den Pupillarrändern und von da zur Uvea laufen. Sie sind in grosser Menge vorhanden, und werden schon mit dem blossen Auge, besser aber mit der Loupe erkannt. Selten vermehren diese Gefässe die plastische oder eiterige Ausschwitzung der Iris, vielmehr führen sie Atrophie der Iris herbei und neigen zu Blutausschwitzung, wodurch sich ohne äussere Veranlassung ein sehr gefährlicher Haemophthalmos bildet. Das in sehr kleinen Mengen ergossene Blut pflegt zwar resorbirt zu werden, auf die Aufsaugung folgen aber neue Blutaustretungen, welche dem Auge viele Störungen bereiten, indem sie die wässrige Feuchtigkeit trüben und die Farben der Iris verändern. Ich habe einen Fall beobachtet, wo bei einem so spontan entstandenen Blutauge nach Iritis scrophuloso-psorica die Iris eine eigenthümliche, fast schwarze Färbung angenommen hatte. (Klinische Darstell. I. XV. 17.). Diese Form mit Gefässbildung geht leicht auf die Ciliarfortsätze und die Choroidea über, und afficirt das Linsensystem so, dass grauer Staar erfolgt. Zuweilen ist diese Iritis ein Symptom von Krankheiten der Choroidea und Retina.

Diese Krankheit wird selten geheilt, sondern endigt gewöhnlich mit Blindheit, entweder durch Atrophia bulbi, oder durch vollkommene hintere Synechia mit glaukomatöser Entartung der Linse; oft geht sie in unheilbare Verdichtung der Iris, in Erweichung und Lähmung derselben über. Ich habe ein von dieser Entzündung befallenes Auge zergliedert, und darin grosse Zartheit der Iris, fast Iris-Erweichung, und ein nicht schwarzes, sondern rothbraunes und der Uvea und Choroidea anklebendes Pigment gefunden. Die Ciliarfortsätze waren geröthet; die Linsenkapsel, leicht getrübt, zeigte hier und da weisse Flecken; der Glaskörper hatte seine Durchsichtigkeit verloren, sah schmutzig-grünlich aus, die Retina war sehr zart, fast durch blosses Wasser in Flocken zu zerreissen. Der vordere Theil der Iris an den Pupillarrändern war schwarz, sie litt also an theilweiser Melanose.

Die Behandlung dieser Iritis ist sehr schwierig. Ich gestehe offen, dass ich nie eine vollkommene Heilung davon gesehen habe. Wenn man nicht den ersten Anfängen kräftig entgegen wirkt, so ist kein Erfolg zu hoffen. Am wirksamsten habe ich noch die salzsaure Schwererde, den Schierling, das Jod, den Brechweinstein in gebrochener Gabe und Kirschlorbeerwasser gefunden. Merkurialien und Antimonialien schaden mehr als sie nützen. Oefter habe ich die Einreibungen von Brechweinsteinsalbe auf den abgeschorenen Scheitel, die Applikation von Ableitungsmitteln (z. B. Seidelbastrinde, spanische Fliegen), von Blutegeln und blutigen Schröpfköpfen auf den Nacken hülfreich gefunden. Uebrigens sorge man für normale Beschaffenheit der Assimilationsorgane, zu welchem Zweck salzige Abführungen, besonders Bitterwasser, dienen. Bisweilen sah ich mich genöthigt zur roborirenden Methode meine Zuflucht zu nehmen, deren Anwenduug bei der Behandlung gemischter Dyskrasieen bisweilen von grossem Nutzen ist, weil durch sie der Organismus Kraft gewinnt, die vorwaltende wenngleich verborgene Dyskrasie durch bestimmtere pathologische Vorgänge erkennen zu geben.

Die skrophulös-plicöse parenchymatöse Iritis. Die gemischte Dyskrasie, welche diese Form der Iritis bedingt, ist nach meinen geringen Erfahrungen häufiger angeboren als erworben, und pflegt von ausschweifenden, ungesunden Aeltern auf die Kinder überzugehen. Sie befällt bei uns, wo die Plica ungemischt nicht vorkommt, besonders die Nägel, Haare, Zähne, die knorpligen Theile der Nase, Rippen, die Haut und das Periosteum, manchmal ergreift sie aber auch das Auge; bei solchen Menschen zeigt sich frühzeitig ein Arcus senilis. Unter Hinzutritt von Fieber entsteht bei solchen, die an dieser gemischten Dyskrasie leiden, manchmal von freien Stücken, oder nach Verwundung des Auges, eine Augenentzündung, welche die Cornea, das Ciliarband, besonders aber die Iris ergreift, deren Entzündung dann komplicirt erscheint. Es ist diese Art der syphilitischen Iritis sehr ähnlich, unterscheidet sich aber von derselben durch die der skrophulös-plicösen Dyskrasie eigenthümlichen Symptome. Sie ist zu lymphatischen Ausschwitzungen in die Substanz der Iris geneigt, und kann auf keine Weise zertheilt werden. Es folgt dann auf diese Entzündung Synizesis pupillae mit Hypertrophie und vollkommene hintere Synechie, welche das Sehvermögen meist ganz aufhebt.

Sechstes Buch.

Entzündung der Uvea oder des hinteren serösen Überzuges der Iris.

Die Uvea, die hintere seröse Fläche der Iris, wird nicht selten von Entzündung befallen, welche die Neueren Uveitis nennen. Ich behalte dieses neue Wort bei, obgleich es schlecht gebildet ist. Wenn ich nicht irre, hat zuerst Simoens, ein Arzt im Badischen, die Aufmerksamkeit auf diese höchst wichtige Krankheit gelenkt, welche aber doch nicht den Ruf erlangt hat, den sie vor vielen andern verdient. Diese Krankheit, die durchaus nicht selten vorkommt, wird öfter in beiden Augen zugleich, als in einem beobachtet, häufiger in braunen, als in blauen und grauen Augen, selten bei jungen Leuten, oft bei Dyskratischen, sei ihre Krankheit spontan oder specifik. Der Verlauf der Uveitis ist chronisch; sie setzt die Kunst des Arztes und die Geduld des Kranken auf eine harte Probe.

Nach meinen Beobachtungen giebt es eine Uveitis primaria und secundaria. Von diesem Unterschied hängt die Verschiedenheit der Symptome ab. Entzündung des Parenchyms der Iris, oder ihres vorderen serösen Ueberzuges geht nämlich leicht auf die Uvea über, zuweilen entsteht aber die Entzündung in der Uvea primär, und verharrt darin, ohne gleichzeitige Affektion des Irisparenchyms oder der Wasserhaut. Die Entzündung kann aber auch von der Uvea auf die Linsenkapsel übergehen und eben so umgekehrt; ergreift die Entzündung beide Gebilde zugleich, so ist es Iridoperiphakitis. Nach dem verschiedenen Sitze und Ursprunge der Uveitis wechseln die Symptome dieser Krankheit.

Zu Anfang der Uveitis ist der Pupillarrand dünner und schärfer, als er im normalen Zustande ist, ich möchte sagen ausgezackt, etwas nach hinten gewendet, so dass ein Entropium der Iris sich zeigt. Manchmal ist der Pupillarrand so mit Pigmente gefärbt, dass ein schwarzer Ring daran erscheint (De Iritide Tab. II. Fig. 1.) was nur mit bewaffnetem Auge deutlich erkannt wird. Die Bewegung der Pupille ist träge, selbst ganz aufgehoben. Zuweilen wird ein Saum von dunkelsilbergrauer Färbung an dem Ranne der runden Pupille beobachtet. Zuweilen wird die Pupille länglich, oder unregelmässig mit gezähntem Rande (De Iritide Tab. II. Fig. 3.). Dass die vordere Fläche der Iris in diesem Stadium der Krankheit noch nicht ergriffen sei, zeigt genugsam ihre ungeänderte Farbe. Nach den von mir angestellten anatomisch-pathologischen Untersuchungen rührt dieser eigenthümliche Saum der Iris von der vermehrten und veränderten Sekretion des Pigmentes her, welche sich von der Uvea aus in die vordere Augenkammer verbreitet (De Iritide Tab. II. Fig. 3.). Diesem Symptome gesellen sich andere bei, welche man an der vorderen Fläche des Auges und besonders bei braunen Augen wahrnimmt. Ein blauer Ring, der wegen Ueberfüllung mit krankem Blute durch die Sklerotika hindurchschimmernde Circulus venosus Iridis (De Iritide Tab. II. Fig. 1 u. 6.), umgiebt Cornea und Iris, der Pupillarkreis derselben wird dicker, und ragt dadurch in die vordere Augenkammer hinein; der mittlere

Kreis und der Cilliarring verschwinden, statt ihrer erscheinen Furchen, welche speichenförmig von dem Pupillarringe bis zur Sklerotika laufen. (De Iritide Tab. II. Fig. 1.) Die Furchen sind schwarz oder dunkel gefärbt, in den zwischen ihnen liegenden und hervorragenden Theilen ist die Farbe heller, obgleich sie nicht natürlich genannt werden darf. Die Iris selbst hat kein belebtes, bewegliches, sondern ein todtes Ansehen. Alle diese Symptome sind Folgen der krankhaft vermehrten Pigmentabsonderung im Parenchyme der Iris, auf welches die Entzündung der Uvea sich fortpflanzt, vorzüglich aber in und auf letzterer selbst.

Oefters bemerkt man auch, dass wegen der vermehrten Absonderung des Pigmentes im Parenchyme der Iris ihr mittlerer Ring sich erhebt, daher in die vordere Augenkammer hineinragt, und wie ein auf die Iris gelegter Kranz aussieht (De Iritide Tab. I. Fig. 6.). Dabei ändert sich jedoch die Form der Pupille nicht. Eine solche Pigmentalanschwellung des Irisparenchym's ist immer das bestimmte Zeichen einer Irisplethora und geht manchmal der Uveitis voran; wir wollen jedoch dies Symptom nicht etwa als pathognomonisch für die Krankheit selbst bezeichnen. Manchmal wird auch der Ciliarkreis der Iris im Verlaufe der Uveitis hypertrophisch.

Nimmt die Entzündung der Uvea zu, so wird gerinnbare Lymphe auf derselben ausgeschwitzt; sie ist hier nicht weiss, sondern gelb, in's braune spielend und wird durch die Auswüchse an dem durch die Ausschwitzung gezackt erscheinenden Rande der Uvea erkannt. Diese Hervorragungen vergrössern sich nach dem Pupillarrande hin knopfförmig, und sind meistens unbeweglich, weil ihr Körper klein bleibt. Wächst derselbe in die Länge, so flottirt wohl das ganze Gebilde, was ich jedoch nur selten beobachtet habe. (De Iritide Tab. II. Fig. 4.) Eine andere Form von Pupillarrandexcrescenzen, welche die Uveilis begleiten, ist die, dass kleine braune Körperchen am Pupillarringe der Iris an ihrem Rande erscheinen, welche von Einigen Condylome genannt werden. Bei diesen Ausschwitzungen pflegt sowohl der Umfang, als auch die Bewegung der Pupille vermindert, und der natürliche Glanz der Iris aufgehoben zu werden. Der schwarze Pupillarrand wird bei Zunahme der Krankheit breiter und ungleich, die Iris wird dick und vollkommen unbeweglich, wobei ihre Farbe verschiedene Veränderungen erleidet.

In diesem krankhaften Zustande nimmt eine braune Iris eine gelbgrünliche Farbe an, mit braunen eckigen Flecken untermischt, eine blaue ein graues oder graugelbliches Colorit. (De Iritide Tab. II. Fig. 6. 7.). Schreitet die Krankheit fort, so wird die Pupille sowohl durch die Verdickung der Iris und Uvea, als auch durch Zunahme der Ausschwitzung gänzlich geschlossen und verschwindet allmählig. (De Iritide Tab. II. Fig. 5. 6.). Auf der vorderen Fläche der Iris kommen nicht selten, während aus der Uvea gelbe Knötchen hervorkeimen und auf dem Pupillarringe erscheinen, seröse Ausschwitzungen von dreieckiger Form. Sie entspringen mit breiter Basis vom Ciliarkreis der Iris und richten ihre Spitze nach dem Centrum der Kapsel; sie haben die Form von Pterygien und ich habe sie deshalb Pterygium Iridis genannt. Diese serösen Neubildungen erscheinen bald in grösserer, bald in geringerer Anzahl, doch habe ich nie mehr als acht in einem Auge gesehen. Ie höher der Grad und je grösser die Entzündung der Uvea ist, desto stärker die Zunahme dieser Ausschwitzungen; die Linsenkapsel wird jetzt beinahe immer verdunkelt, ganz so wie die Cornea ihren Glanz verliert, wenn die Pterygienspitzen auf sie sich erstrecken; nahe bei diesen dreieckigen Ausschwitzungen pflegen gelbe Knötchen zu erscheinen, so dass die Pupille durch die Auswüchse beider Arten vollkommen ausgefüllt wird. Eine solche Iris gewährt einen eigenthümlichen Anblick (De Iritide Tab. II. Fig. 6. 7.), der um so mehr die Aufmerksamkeit der Aerzte erregen sollte, je dunkler der Ursprung dieser Veränderung ist. Sie scheint von der Sympathie abzuhängen, welche zwischen der vorderen und hinteren Fläche der Iris vermöge ihrer serösen Struktur besteht. Dagegen bleibt die Verschiedenheit der Funktionen beider Flächen der Iris im pathologischen Zustande unverändert, da auf der vorderen die Secretion der wässrigen Feuchtigkeit, auf der hinteren die des Pigmentes fortdauert.

Durch die Anschwellung der Uvea wird die herrliche Struktur der Iris gänzlich zerstört; wir sind bemüht gewesen in der Schrift De Iritide auf Tab. II. in Fig. 1. 4. 5. 6. 7. 8. durch Abbildungen diesen Gegenstand recht deutlich vor die Augen des Lesers zu bringen. Nicht selten wird durch Resorption die vordere Fläche der Iris so dünn, dass man glauben sollte, die festen Fasern der Iris trennten die vorgetriebene Uvea in mehrere traubenförmig hervorragende Knötchen ab; durch diese gegen die Cornea vorgedrängten Erhabenheiten wird die vordere Augenkammer verengert. Diese Entartung der ganzen Iris kommt zuweilen gegen Ende der Uveitis vor, und stört beinahe immer das Sehvermögen, hebt es wohl auch ganz auf.

Während der Uveitis wird die Linsenkapsel nicht selten getrübt. Diese Trübung entsteht daher, dass im Verlauf der Uveitis zugleich mit der Uvea die Linsenkapsel entzündet wird; dieses erklärt sich durch den innigen Zusammenhang zwischen Uvea und Linsenkapsel, welcher durch den Orbiculus capsulo-ciliaris vermittelt wird; und in solchen Fällen kann man die Uveitis wohl auch Iridoperiphakitis nennen. Diese Trübung der Kapsel ist entzündlicher Natur; die leichte wolkige Trübung wird allmählig immer undurchsichtiger, so dass an der vorderen Kapselwand kleine Flecken von verschiedener Form und Grösse erscheinen, welche mit bewaffnetem Auge leicht unterschieden werden; sie sind von verschiedener Farbe, gewöhnlich zwar weiss, zuweilen aber auch braun, oder braunschwarz. Diejenigen, irren offenbar, welche solche schwarze Flecken für Pigment halten, das von der Uvea käme und sich abgelöst hätte. In diesen Augen folgt auf die Iridoperiphakitis beinahe immer unheilbare Synechia totalis. Betrachtet man die vordere Kapselwand mit bewaffnetem Auge, so sieht man im Anfang der Krankheit feine mit Blut erfüllte Gefässe, welche der Pupille gegenüber nach dem Centrum der Linse verlaufen und verschiedene Formen annehmen, die ich anderweitig habe darstellen lassen (Klinische Darstellungen, I. XII. 9.). Nicht selten sind diese Gefässe mit einer leichten Trübung umgeben, welche theils durch plastische Materie, welche die Gefässe absondern, gebildet wird, theils von Erweichung der Substanz der Kapsel selbst abzuhängen scheint. Diese Kapselentzündung wird nicht selten geheilt, geht aber doch häufiger in theilweise Cataracta capsularis über, welche dann unheilbar wird. Es ist der Mühe sehr werth, künftig genauer die Art und Weise zu beobachten, wie diese Entzündung entweder in Zertheilung, oder in Undurchsichtigkeit übergeht.

Die subjektiven Symptome der Uveitis betreffend, so sind folgende zu erwähnen: das Sehvermögen, das von Anfang geschwächt ist, wird alienirt und durchläuft die verschiedensten Grade von Flecken- und Nebelsehen; ist dann die Pupille geschlossen, so verschwindet es allmählig vollkommen, indem die Entzündung von der Uvea auf die Linsenkapsel übergeht und Kapselstaar folgt. Uebrigens leidet der Kranke an heftiger oder geringer drückenden Schmerzen im Auge oder der Stirngegend, zuweilen auch an den verschiedenen Arten von Funkensehen.

In Augen, welche an Uveal-Kapselentzündung längere Zeit gelitten haben, findet man folgende Verändederungen: das Parenchym der Iris bildet eine zellige Masse mit vielem verschiedenfarbigen und krankhaften Pigment durchsezt; es ist keine Spur mehr übrig von der eigenthümlichen Struktur dieses Organes; die Mannigfaltigkeit der Farben, welche in dem gesunden Auge zugegen zu sein pflegt, verschwindet gänzlich in dem todten. In der Uvea sieht man schwarzes Pigment in grosser Menge; dieses ist so hart, dass ein Bröckchen davon leicht zerbricht. Die Uvea erscheint unter einem solchen Pigmente gelblich-weiss und faltig (*De Iritide* Tab. II. Fig. 3.). Die Linsenkapsel zeigt theilweise Verdunkelungen verschiedener Farbe und Form. Der Ciliarkranz erscheint am meisten von dem krankhaften Pigment gefärbt, dessen Farbe mehr braun als schwarz ist. Ein Theil der Retina, welcher dem Ciliarkranz nahe liegt, pflegt dicker als gewöhnlich zu sein, die Choroidea scheint zuweilen krankhaft, nämlich blasser als gewöhnlich, wegen der Veränderung des Pigmentes und der Farbe desselben. (*De Iritide* Tab II. Fig. 2.)

Die Entzündung der Uvea besteht ihrer Natur nach in einer Ansammlung von krankhaften Blut in den Capillargefässen, wodurch zunächst eine Anschwellung entsteht, sodann das Pigment sowohl in grössrer Menge als in veränderter Weise abgesondert wird, und endlich auf der Uvea plastische Stoffe hervortreten. Nicht immer wird die Uvea allein von Entzündung ergriffen, gewöhnlich leiden noch andere Theile der Iris und des Auges zugleich mit der hinteren Fläche der Iris, z. B. die Linsenkapsel, die Retina und Choroidea, worüber uns besonders die plötzliche Abnahme und Alienation des Gesichtes belehren, wenn die Pupille noch nicht durch Ausschwitzung geschlossen ist. In Bezug auf die Ursachen erscheint ihre verschiedene Entstehungsweise veränderlich nach der verschiedenen Constitution, nach Temperament, Stand, Lebensart und Klima des Kranken; das aber scheint uns nicht zu bezweifeln, dass jeder Uveitis irgend eine Dyskrasie im Körper des Kranken, entweder spontan entstanden, oder von aussen eingebracht, zu Grunde liege. Diese Ursache äussert sich zuerst als Congestion nach dem Kopfe und dann nach den Augen, und erregt hier dann Uveitis. Es ist hier nicht bloss von Arthritis, Scrophulosis oder Syphilis die Rede, sondern auch von spontanen Säfteveränderungen z. B. von jener eigenthümlichen Dyskrasie, welche sich bei Frauen in den klimakterischen Jahren, oder nach erschöpfenden Wochenbetten nicht selten bildet. Dasselbe gilt von den Haemorrhoiden, besonders wenn sie mit venöser Plethora oder Kachexie verbunden sind. Hier ist die Pfortader der Sitz des Uebels, und man könnte Uveitis wohl Augenhaemorrhoiden nennen. Mit Recht wird von Manchen die impetiginöse Dyskrasie als Ursache der Uveitis angeführt. Oefter sah ich Uveitis auf einem Auge entstehen, wenn das andere verwundet worden war, dann war aber immer ein leidender krankhafter Zustand des Blutes in dem Subjekte vorhanden, denn es ist mir kaum glaublich, dass in dem Auge eines ganz gesunden Menschen Uveitis entstehen könne.

Die Therapie der Uveitis hat folgende Indikationen zu erfüllen: Zuerst dämpfe man die lokale Entzündung, hierauf bekämpfe man die allgemeine Dyskrasie, aus der die Uveitis sich entwickelt hat, dann rege man die Aufsaugung des plastischen Exsudates an, und führe die fehlerhafte Pigmentabsonderung wo möglich auf den Normalzustand zurück.

Vor Allem muss die Säftemasse vermindert werden, was, wie man gerne zugeben wird, am besten durch ein zweckmässiges und streng durchgeführtes diätetisches Verfahren erreicht wird. Der Kranke darf nicht beständig im Bette liegen, das Lager muss kühl sein, die Luft in dem Zimmer muss oft erneuert werden. Die Augen müssen gänzlich ruhen, oder doch sehr geschont werden. Bei Manchen ist eine mässige Diaphorese während der ganzen Dauer der Krankheit anzuwenden. Die Nahrung sei der Krankheit angemessen, kühlend, eröffnend, mehr vegetabilisch als animalisch. Die lokale Entzündung ist durch Blutegel, Schröpfköpfe oder Aderlass zu mässigen; dann wird man auch Ableitungen durch Blasenpflaster, Brechweinsteinsalbe oder Seidelbastrinde zweckmässig finden. Zum Getränk dienen kühlende, salzige, säuerliche Flüssigkeiten, auch gebe man öfter eröffnende Clystire. Sind die Schmerzen heftig, so wende man beruhigende Mittel in gebrochener Gabe an. Ehe man zu den specifischen Mitteln übergeht, giebt man mit gutem Erfolg die leicht abführenden und blutreinigenden Mineralwässer, besonders Karlsbad, Mariakreuzbrunnen und die Eger'sche Salzquelle. Oft nützt auch der wiederholte Gebrauch lauer Seifenbäder, wodurch die ganze Blutmasse verdünnt, vom Auge und Kopfe abgeleitet und von den inneren Theilen nach der Haut gelockt wird.

Zum innern Gebrauche bedarf man die Mittel, welche durch Vermehrung der Resorption gegen die allgemeine Dyskrasie wirken und durch Antreibung aller Sekretionen die Entzündung vom Auge ableiten. Unter diesen Mitteln pflegen die Quecksilberpräparate, besonders Sublimat und Calomel die besten Dienste zu leisten. Vom rothen Präcipitate habe ich grosse Wirkungen gesehen; ich reiche ihn gewöhnlich mit Senega. (S. Receptformeln Nr. 4 h.)

Dabei trinkt der Kranke Holztrank. Mit diesen Mitteln wird bisweilen zum innern Gebrauch die Belladonnenwurzel verbunden, welche sowohl im Allgemeinen auf die vegetative Sphäre, als auch specifisch auf die Ciliarnerven wirkt, was sich genugsam durch die Contraktion der Iris und Uvea und die dadurch erzeugte grössere oder geringere künstliche Mydriasis offenbart, auf welche ihr Gebrauch wirkt. Aus derselben Ursache ist auch der äussere Gebrauch der Belladonna anzurathen; er geschieht in Form von Augenwässern oder Salben. Es darf jedoch nicht verschwiegen bleiben, dass die Kraft der Belladonna, die Pupille zu erweitern, bei der Kur der Uveitis sehr gering ist, und es liegen Erfahrungen vor, dass dies Mittel den gewünschten Erfolg nicht hat, daher wir zu anderen Mitteln unsere Zuflucht nehmen müssen, unter denen wir von dem Zittmanschen Dekokt bei einer aus gemischter Dyskrasie z. B. skrophulös - syphilitischer, entsprungenen Uveitis den meisten Erfolg gesehen haben; das kohlensaure Natron mit Mellago Taraxici oder Graminis und abführenden Mitteln verbunden, leistet bei Uveitis in Folge von Arthritis oder Amenorrhoea gute Dienste. Dasselbe thun Cicuta, Senega, salzsaure Schwererde, Natron und Kali hydrojodicum, und das Oleum jecoris Aselli bei alten Leuten, welche in ihrer Jugend skrophulös waren und deren Säfte im Alter einer neuen Dyskrasie unterliegen. Bei der rheumatischen Uveitis erweisen sich das Terpentinöl und die harntreibenden Mittel nützlich. So lange aber der Kranke an Congestion leidet, gebrauche man diese Mittel nicht, sie sind dann zu reizend und schaden überhaupt. Der Arzt ruhe dann und störe nicht das Walten der Natur, welche oft durch ein Fieber, oder einen Ausschlag, oder irgend eine örtliche Entzündung die Uveitis vermindert, wenn auch nicht ganz aufhebt. Dies genüge über die Anwendung specifiker Mittel. Wir erinnern noch, dass die Kur der Uveitis sehr schwierig ist und grosse Geduld sowohl von Seiten des Arztes als des Kranken verlangt. Gutta cavat lapidem non vi sed saepe cadendo.

Recept-Formeln.

1.

R Extracti Belladonnae Scrupulum.
Solve in
Aquae destillatae Unc. octo-decim.
D. S. Collyrium antiphlogisticum. Zu Umschlägen auf das verwundete Auge zu gebrauchen.

Ich lasse diese Mischung in ein Gefäss schütten, das in kaltes Wasser oder in Eis gesetzt wird; sie wird mit feinen Compressen, die oft wieder angefeuchtet werden müssen, auf das verwundete Auge gebracht, und vereinigt die Wirksamkeit der Kälte mit der der Belladonna.

2.

Ich wende sehr selten Collyrien bei Entzündungen innerer Theile des Auges an, namentlich bei der Iritis, weil ich erfahren habe, dass selbst in den spätern Stadien dieser Krankheit, wo die Empfindlichkeit des Auges sich sehr verringert, solche Mittel das Auge leicht reizen. Bisweilen wirken sie aber wohlthätig und ich habe namentlich von folgender Mischung öfters Nutzen gesehen, wenn es galt leichtere exsudative Reste der Iritis zu entfernen.

R Aquae Opii Drachmas duas.
Zinci sulphurici. Granum — Grana duo.

D. S. Augenwasser. Täglich ein bis zwei Mal einige Tropfen zwischen die Augenlider zu tröpfeln.

3.

R Pulv. herbae Belladonnae Drachmas duas.
Farinae Amygdalarum dulcium Uncias duas.

M. F. Species. D. S. Zu Kräutersäckchen zu benutzen, die vor dem Auge durch ein leichtes Band aufzuhängen sind.

4.

℞ Hydrargyr. mur. corrosivi Granum - Grana duo.
Aetheris sulphurici Drachmas duas.

D. S. Drei bis vier Mal des Tages in Zwischenräumen von drei bis vier Stunden zehn bis zwanzig Tropfen in einer Tasse lauwarmer Milch zu nehmen.

Diese Weise den Sublimat anzuwenden habe ich vorzüglich bei Kindern und bei ältern Leuten, wenn sie von Iritis seroso - syphilitica befallen sind, sehr nützlich gefunden. Es versteht sich von selbst, dass alle Vorsichtsmaassregeln, welche der Gebrauch von Merkurialien erfordert, auch hier befolgt werden müssen.

4. b.

℞ Hydrargyr. oxydati rubri Grana quatuor.
Opii puri Grana quatuor
Camphorae tritae Grana duo.
Pulv. radicis Senegae Drachmas duas c. dimidia.
Succi Liquiritiae depurati Drachmam cum dimidia.

F. l. a. pilulae gr. duor. C. pulv. Cinnamomi D. S. Am Morgen, Mittag und Abend vier Stück zu nehmen und jeden zweiten Tag um eine Pille zu steigen.

5.

Die so sehr gebräuchlichen Einreibungen von Uguentum cinereum mit Opium in die Orbitalgegend wende ich desshalb selten an, weil sie sehr leicht, vorzüglich bei Individuen mit zarter Haut, erysipelatöse Beschwerden hervorrufen. Ich ziehe desshalb eine Mischung von Calomel mit Opium vor, und zwar wie folgt:

℞ Hydrargyr. muriat. mitis Scrupulum.
Unguenti Anglici albi. Drachmas tres - Unciam dimidiam.

M. D. S. Mehrere Male des Tages eine Haselnuss gross in die Orbitalgegend einzureiben.

Dieser Mischung kann man vier bis sechs Gran reinen Opiums oder zwei bis vier Gran schwefelsauren Morphiums zusetzen.

6.

Zum Ungentum Belladonnae dient folgende Vorschrift:

℞ Extract. Belladonnae Scrupulum.
Unguent. Anglici albi. Drachmas duas.
M. D. S. Zwei Mal des Tages hiervon einzureiben.

7.

℞ Barytae muriaticae Drachmam dimidiam-Drachmam.
Aquae Laurocerasi Unciam.
Extract. Cicutae. Grana decem-Scrupulum.
D. S. Zwei bis dreimal des Tages zehn bis dreissig Tropfen in eine Obertasse Wassers getröpfelt zu nehmen.

8.

Das Oleum Jecoris lasse ich zu einem grossen Esslöffel drei bis vier Mal des Tages über rein gebrauchen.

9.

Die Tinctura Rhois Toxicodendri ist vorzüglich in den Fällen von grossser Wirksamkeit wo eine Iritis seroso-scrophulosa in eine Keratitis übergeht. Ich reiche sie dann wie folgt:

℞ Tincturae Rhois Toxicodendri Drachmam dimidiam-Drachmam.
Aquae destillatae Uncias quatuor.
Syrupi Mannae Unciam.
D. S. Zu 1 Esslöffel alle drei bis vier Stunden zu nehmen.

10.

Das Extractum Cicutae gebe ich gern mit Kali sulphuricum in einfacher Solution oder unter dem Zusatze von Mucilaginosis. So habe ich unendlichen Nutzen von folgender Formel gesehen.

R Kali sulphurici Drachmam-Drachmas tres.
Extr. Cicutae Grana decem-Scrupulum.
Syrupi emulsivi Unciam.
Aquae destillatae Uncias quinque.

D. S. Zu 1—2 Esslöffel alle 1—2 Stunden zu geben.

Dieser Mischung kann man bisweilen die Aqua Laurocerasi zusetzen, bisweilen z. B. bei Iritis serosocachectica ist das Mittel in Verbindung mit einem Chinadekokt hülfreich.

11.

R Tinct. Thebaicae Drachmas duas.
Extr. seminum Belladonnae Grana decem.

D. S. Zehn bis zwölf Tropfen in die Supraorbitalgegend einzureiben ein bis sechs Male im Laufe des Tages.

12.

℞ Extr. seminum Belladonnae.
Opii puri ana Granum.

F. pulvis. D. t. doses quatuor ad chartam ceratam S. Mit Speichel ein solches Pulver in die Supraorbitalgegend einzureiben.

Leipzig, Druck von Hirschfeld.

MIX
Papier | Fördert
gute Waldnutzung
FSC® C083411

Zeitfracht Medien GmbH
Ferdinand-Jühlke-Straße 7
99095 Erfurt, Deutschland
produktsicherheit@kolibri360.de